排尿障害で患者さんが困っていませんか？

泌尿器科医が教える「尿が頻回・尿が出ない」の正しい診方と、排尿管理のコツ

影山慎二／著

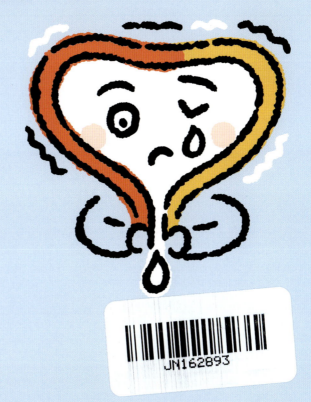

謹告

　本書に記載されている診断法・治療法に関しては，発行時点における最新の情報に基づき，正確を期するよう，著者ならびに出版社はそれぞれ最善の努力を払っております．しかし，医学，医療の進歩により，記載された内容が正確かつ完全ではなくなる場合もございます．

　したがって，実際の診断法・治療法で，熟知していない，あるいは汎用されていない新薬をはじめとする医薬品の使用，検査の実施および判読にあたっては，まず医薬品添付文書や機器および試薬の説明書で確認され，また診療技術に関しては十分考慮されたうえで，常に細心の注意を払われるようお願いいたします．

　本書記載の診断法・治療法・医薬品・検査法・疾患への適応などが，その後の医学研究ならびに医療の進歩により本書発行後に変更された場合，その診断法・治療法・医薬品・検査法・疾患への適応などによる不測の事故に対して，著者ならびに出版社はその責を負いかねますのでご了承ください．

推薦の言葉

　待ちに待った素晴らしい本が出版された。
　排尿障害はプライマリ・ケアの現場では極めてコモンな問題であるが、実際には苦手としている医師が多い。正直に言うと私もその部類に入る。頻尿を訴える患者に対して、原因の精査をするわけでもなく、漠然と抗コリン薬を長期にわたり処方してはいないだろうか？「排尿に問題が…」と患者が話し出した次の瞬間に、すべてを泌尿器科医に丸投げはしていないだろうか？ 命にかかわらないことだからとか、少し我慢すればいいことだからなどと言って、診療の多忙さを理由にして対応を後回しにしてはいないだろうか？ ただでさえ人に言いにくい「しもに関する問題」を、勇気を出して話してくれた患者に対して、診察室で適当にお茶を濁してはいないだろうか？
　超高齢社会のなかで、排尿障害は、誤嚥、易転倒性、認知症などとともに、高齢者のクオリティ・オブ・ライフを大きく左右する極めて重要な問題である。皆そんなことは十分わかっているはずではあるが、なぜそのような対応になってしまうのだろう。その理由は明らかである。そもそも適切な対応方法を学んでいないのである。
　近年、排尿障害に関して書かれた類書は増えてはいるが、本書はそのなかでも特別な意味をもつ。著者が「序」で記しているように、本書はまさに「プライマリ・ケア医は排尿障害の診療にどう向き合うか？」の一点に話の焦点が絞られ、熟練の泌尿器科医の思考と技能が、泌尿器科を専門としていない私たちにとっても、明日から利用できる形で見事に落とし込まれているからである。百聞は一見に如かず。ページを少しめくっていただければ、その明瞭かつ柔らかな語り口に引き込まれ、目から鱗の実践的知識が自然に身についてくることに、すぐに気がつくはずである。また、読み進んでいくうちに、「患者のための医療とはどのようにあるべきなのか」という、本書に一貫して流れている筆者の熱い思いにも心動かされることであろう。
　本書の著者である影山慎二先生とは、以前プライマリ・ケア医向けのセ

ミナーでご一緒させていただく機会を得たが、講演内容が素晴らしく、心底感銘を受けたことを覚えている。そのときに、次にこのような本が企画されるのであれば、その著者は影山先生をおいて他にはないと確信をしていたが、今まさにそれが実現したというわけである。

　巷に溢れる数多くの出版物のなか、本書はプライマリ・ケアの現場で働くすべての医師に対して自信をもって薦められる、排尿障害に関する比類のない良書である。本書は患者中心の医療を展開する医師にとって、大切な一冊となるであろう。

　2016年8月

大阪医科大学地域総合医療科学寄附講座
大阪医科大学附属病院総合診療科
鈴木富雄

序
プライマリー・ケア医は排尿障害の診療にどう向き合うか？

　排尿障害というのは、正常な排尿ができない状態全般を示す用語です。頻尿、尿失禁などの尿が必要以上に出てしまう状態のほか、逆に排尿がスムーズにできない状態（排尿困難や尿閉）なども含んでいます。よって、一概に排尿障害と言ってもいろんな異常が考えられます。しかし、患者さんの症状がどれほど複雑で多岐にわたるものであっても、その原因は患者さんの訴えから大きく2つに分かれます。一つが排尿の異常で、回数、出にくさに着目して問診します。もう一つが蓄尿の異常であり、我慢が効かない、漏れる、尿意がない、などに分けて考えることが大事です。また、症状から診断できるものが多いとはいえ、最低限の検査なしでは適切な治療法には至りません。

　本書は、排尿に関するメカニズムなどは他書に譲り、あくまでも症状から最低限の検査で、患者さんに少しでも適切な薬剤や治療法が選択されるような、手引書を目指しました。実際に臨床で行っている経験を基にしているので、多少の癖などはあるかもしれませんし、最良の方法ではないかもしれません。しかし、決して最悪の治療法やご法度破りとか禁忌といった、「何でそんなことやったの？」と言われるような方法は紹介していません。後から後悔しない治療法を紹介しようと考えました。

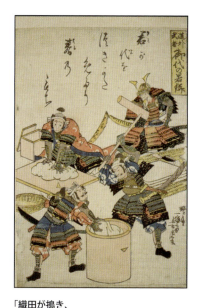

「織田が搗き、
　羽柴がこねし天下餅
　すわりしままに喰うは徳川」
にちなんだ錦絵。
「ウロがみて、
　薬が効いたOAB
　すわりしままに処方（だす）は〇〇」
のように揶揄されないよう気を付けたい。
国立国会図書館ウェブサイトより

在宅医療の普及で、プライマリ・ケア医が排尿に関するトラブルに対処しなければいけないケースも増えてきましたので、カテーテル管理やオムツの選択などにも、かなりの紙面を割きました。実地に役立つ手引書を目指した結果です。

　排尿障害診療の「はじめの一歩」として本書を読んでいただき、さらに詳しい情報が必要なときには、参考文献としてあげた書籍やウェブサイトを利用して、知識を深めていただければ幸いです。

　私のクリニックのある静岡市には、徳川家康が晩年を過ごした駿府城があります。世間では図のように、徳川家康はいいとこ取り…のように言われています。しかし静岡市の人々には、大変な苦労を重ねて報われた偉人として尊敬されています。

　本書を読んで、専門の泌尿器科医から、「薬だけ出す○○…」と言われないようになってほしいと切に祈る次第です。

2016年7月

影山慎二

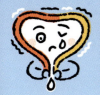

排尿障害で患者さんが困っていませんか？

泌尿器科医が教える「尿が頻回・尿が出ない」の正しい診方と、排尿管理のコツ

著／影山慎二

目次

- ■ 推薦の言葉 ……………………………………………………… 鈴木富雄
- ■ 序
- ■ 付録：排尿障害に対する治療薬一覧 ……………………………………… 10
- ■ 付録：症状・疾患・キーワード 索引 ……………………………………… 12

第1章　尿の回数が多い（頻尿）への対処

1. 診察の基本 …………………………………………………………………… 14
2. その膿尿の診断、ホント？
   コンタミネーションの予防 …………………………………………………… 19
3. どれくらいから頻尿？ ……………………………………………………… 23
4. どうなったら薬を処方するか？ …………………………………………… 27
5. 尿失禁の分類と治療法
   腹圧性か切迫性かを見極める ……………………………………………… 32
6. 「まずは、残尿測定」のおかげで見つかった鑑別診断 ………………… 36
7. 薬を出す前に試してみたいこと …………………………………………… 42
8. 尿失禁を予防、改善するトレーニング …………………………………… 53
9. 薬の使い分けと注意点
   - A 抗コリン薬とβ3刺激薬の作用機序 ………………………………… 62
   - B 過活動膀胱治療薬の使い分け ………………………………………… 66
   - C 「とりあえず、抗コリン薬」が招く、恐ろしい結末とは… ………… 76
   - D 治療でどれくらい改善する？
     患者にも伝わる指標 ……………………………………………………… 80
   - E 上手に薬の副作用を説明するコツは？
     治療満足度、継続率を上げるために ……………………………………… 84
   - F オススメの漢方は？ …………………………………………………… 89

10 抗コリン薬を使っても、効果がなかったら
　　A　薬を変える? ……………………………………………………… 92
　　B　間質性膀胱炎かも… ……………………………………………… 97
　　C　生理前なのかも… ………………………………………………… 100
11 健康食品は本当に効くのか?
　　患者さんにきちんと説明できますか? ……………………………………… 102

第2章　尿が出ない、出にくい (尿閉) への対処

1　尿が全く出なくなる状態「尿閉」の症状と原因および分類 ………… 112
2　尿閉を起こしやすい疾患 ……………………………………………… 115
3　尿閉を起こしやすい薬剤 ……………………………………………… 118
4　尿閉の鑑別疾患
　　A　前立腺肥大症の診断と治療 ……………………………………… 121
　　B　低活動膀胱の病因と診断、およびその治療 …………………… 128
　　C　性器脱の診断と治療
　　　　高齢女性の過活動膀胱をみたら性器脱を疑え! ………………………… 133

第3章　排尿管理のコツと注意点

1　尿道カテーテル
　　A　入れるかどうかの判断
　　　　長期尿道カテーテル留置は、悪女の深情け? ………………………… 138
　　B　男性へのカテーテル挿入のやり方
　　　　カテ挿入はストッキングを履かせるイメージで …………………… 141
　　C　詰まらないようにする工夫
　　　　感染対策が重要 ……………………………………………………… 146
　　D　尿道カテーテルを抜くタイミング
　　　　抜くは一時の苦労、抜かぬは一生の苦労 …………………………… 150
　　E　尿道留置カテーテルを留置したら、尿路感染は必発と思え …… 154
　　F　カテーテルトラブルとその対処 ………………………………… 157
2　自己導尿は、こんな人にお勧め …………………………………… 159

目　次

- 3　残尿・排尿量測定器のいろいろ ……………………………… 161
- 4　排尿日誌をつけてもらうコツ ………………………………… 164
- 5　おむつの選び方 ………………………………………………… 166
- 6　認知症患者の排尿管理 ………………………………………… 170
- 7　排尿障害に詳しい泌尿器科医の見分けかた
    細分化していく専門性 ……………………………………… 175

■ カラーアトラス ……………………………………………………… 179

■ 索引 …………………………………………………………………… 180

column
- 家庭で眠っている器械が役立つ？ ……………………………… 35
- 尿意を感じたらすぐにトイレに行くべき？ 少し我慢するべき？ … 52
- 待ったなしの外出。最も効果のある頻尿の薬は… …………… 95
- 囃子ことばから読みとれる膀胱瘤 ……………………………… 136
- マンチェスターはサッカーばかりが有名ではありません …… 136
- 貝原益軒は、若い頃頻尿だった？ ……………………………… 177
- 北大路魯山人も尿失禁で悩んだ？ ……………………………… 178

排尿障害に対する治療薬一覧

適応症	分類	一般名	商品名	作用機序や特性
腹圧性尿失禁	β2刺激薬	クレンブテロール	スピロペント	膀胱の平滑筋を弛緩させる一方、骨盤底筋や尿道の括約筋を締める。
腹圧性尿失禁（適応病名ではない）	SNRI	デュロキセチン	サインバルタ	ノルアドレナリンの取り込みを阻害して、β3受容体による膀胱の弛緩を強める。若年者ではうつを悪化させるリスクがある。
		ミルナシプラン	トレドミン	ノルアドレナリンの取り込みを阻害して、β3受容体による膀胱の弛緩を強める。
過活動膀胱	β3刺激薬	ミラベグロン	ベタニス	β3アドレナリン受容体を刺激することにより、膀胱を弛緩させる。半減期36.4h。
	抗コリン薬	トルテロジン	デトルシトール	アセチルコリンと拮抗することにより、膀胱を弛緩させる。サブタイプ選択性：M3＝M1＝M2。半減期11.3h。分子量325.49。
		フェソテロジン	トビエース	アセチルコリンと拮抗することにより、膀胱を弛緩させる。サブタイプ選択性：M3＝M1＝M2。分子量527.65。
		プロピベリン	バップフォー	アセチルコリンと拮抗することにより、膀胱を弛緩させる。カルシウム拮抗作用あり。サブタイプ選択性：M3＝M1≧M2とほとんど選択性はない。半減期25h。分子量403.94。
		イミダフェナシン	ウリトス / ステーブラ	アセチルコリンと拮抗することにより、膀胱を弛緩させる。サブタイプ選択性：M3≧M1＞M2。半減期3.9h。分子量319.40。
		オキシブチニン	ポラキス	アセチルコリンと拮抗することにより、膀胱を弛緩させる。カルシウム拮抗作用あり。サブタイプ選択性：M3＞M1＞M2。半減期0.9h。分子量396.35。
			ネオキシテープ	アセチルコリンと拮抗することにより、膀胱を弛緩させる。貼付剤。カルシウム拮抗作用あり。サブタイプ選択性：M3＞M1＞M2。
		ソリフェナシン	ベシケア	アセチルコリンと拮抗することにより、膀胱を弛緩させる。カルシウム拮抗作用あり。サブタイプ選択性：M3＞M1＞M2。半減期48h。分子量480.55。

適応症	分類	一般名	商品名	作用機序や特性
過活動膀胱	抗コリン薬	ダリフェナシン	ダリロン	アセチルコリンと拮抗することにより、膀胱を弛緩させる。サブタイプ選択性：M3>>M1＝M2。分子量426.55。
前立腺肥大症	α遮断薬	タムスロシン	ハルナール	尿路平滑筋にあるα1受容体を遮断して、尿路を弛緩させる。α1A、α1Dともに効く。
		ナフトピジル	フリバス	尿路平滑筋にあるα1受容体を遮断して、尿路を弛緩させる。α1D選択性が高い。
		シロドシン	ユリーフ	尿路平滑筋にあるα1受容体を遮断して、尿路を弛緩させる。α1A選択性が高い。
	PDE5阻害薬	タダラフィル	ザルティア	前立腺肥大症での排尿障害に適応。PDE5を阻害することによる血管拡張作用。
	5α還元酵素阻害薬	デュタステリド	アボルブ	前立腺肥大症に適応。男性ホルモンを抑制することによる前立腺縮小作用。
	黄体ホルモン薬	クロルマジノン	プロスタール	前立腺肥大症に適応。男性ホルモンを抑制することによる前立腺縮小作用。
神経因性膀胱	コリンエステラーゼ阻害薬	ジスチグミン	ウブレチド	アセチルコリンの分解を抑制することにより、膀胱の収縮を助ける。第2章-4B参照。
		アコチアミド	アコファイド	
	コリン作動薬	ベタネコール	ベサコリン	アセチルコリン（ムスカリン）受容体を刺激することにより、膀胱を収縮させる。第2章-4B参照。
低活動膀胱（適応病名ではない）	男性ホルモン	テストステロン	エナルモンデポー	排尿筋の筋力を上げる効果が期待される。
	抗血小板薬	イコサペント酸エチル	エパデール	血流をよくさせることで、排尿筋の収縮力を高める効果が期待される。

※分子量が大きいほど、脳への影響は少ないと考えられる

症状・疾患・キーワード　索引 (五十音順)

項目	参照	項目	参照
α遮断薬	1章：21, 37, 40, 101, 102, 104, 105 2章：120, 122, 123, 129 3章：151	チーム医療	1章：18 3章：152
溢流性 尿失禁	1章：33, 78 2章：114, 122, 123 3章：159, 178	低活動 膀胱	1章：37 2章：115, 116, 123, 128
おむつ	1章：16, 51 3章：166, 167	尿意 切迫感	1章：25, 29, 42, 62, 97 2章：121 3章：164
過活動 膀胱	1章：17, 19, 25, 29, 34, 42, 52, 53, 54, 58, 62, 66, 69, 71, 76, 78, 80, 82, 87, 89, 94, 97, 107 2章：118, 121, 129, 133 3章：159, 165, 166, 175	尿失禁	1章：15, 29, 32, 35, 38, 42, 53, 67, 73 2章：114, 118, 119, 129, 133 3章：139, 159, 171, 172, 178
干渉 低周波	1章：34, 35, 66 3章：175	尿道 カテーテル	2章：116 3章：138, 141, 145, 146, 150, 154, 157
抗コリン薬	1章：34, 36, 62, 68, 70, 72, 74, 76, 78, 80, 84, 87, 89, 92, 95, 98, 101, 108 2章：113, 116, 122, 123, 134 3章：157	尿閉	1章：22, 33, 36, 78 2章：112, 115, 118, 121, 128, 133 3章：139, 150, 151, 159, 160, 178
骨盤底筋 訓練	1章：17, 33, 43, 52, 54 2章：135	尿漏れ	1章：15, 36, 48 2章：112, 114, 122 3章：167, 169, 178
残尿感	1章：25, 39, 90, 97, 100 2章：133	排尿困難	1章：21, 100 2章：114, 115, 120, 136 3章：139, 169
残尿 測定器	1章：36 3章：152, 161, 172	頻尿	1章：15, 23, 29, 36, 38, 39, 40, 44, 47, 62, 78, 89, 95, 97, 100, 102, 107 2章：112, 114, 118, 119, 121, 122, 128, 133 3章：139, 151, 159, 165, 177, 178
磁気刺激	1章：34, 66 3章：175	腹圧性 尿失禁	1章：32, 33, 35, 54, 58, 90 3章：166, 171
性器脱	1章：15, 54, 90 2章：115, 120, 133, 136 3章：169	β3 刺激薬	1章：34, 62, 65, 68, 73, 74, 92, 98, 108 2章：116, 122, 123
切迫性 尿失禁	1章：32, 34, 62 3章：171	膀胱訓練	1章：43, 52 3章：151, 163
前立腺 肥大症	1章：21, 25, 36, 40, 43, 102 2章：113, 115, 116, 119, 121 3章：159, 178		

第1章
尿の回数が多い（頻尿）への対処

第1章 尿の回数が多い（頻尿）への対処

1 診察の基本

きく・みる・さわる・かぐ

「走・攻・守」が野球の三拍子とすれば、排尿障害の診察の基本は、「きく・みる・さわる・かぐ」でしょうか？

■ きく

病歴をきちんと聞く。
・いつごろから、どんな症状があるのか？
・何が一番困っているのか？
過活動膀胱の症状スコア（第1章-4参照）[1]

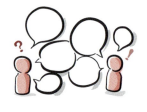

など、質問票でずいぶん優れたものが出てきていますが、点数だけでなく、項目の1つひとつを一度は**本人に確認することが大事です**。そんなところから、より大事な症状が聞き出せることがあります。飲んでいる薬の確認も大事です。忙しい診察のなかで、時間をたくさんとることは大変ですが、無駄になることはありません。診察前に記入してもらう問診表などを工夫して、あらかじめ症状などを書き込んでもらい、それをもとに十分な時間をとりたいものです。

■ みる

　診察室に入ってくるときの様子も大事です。歩くのに時間がかかるようなら、尿失禁の原因がトイレに行くまで時間がかかって間に合わないためである可能性も考えられます。歩き方が変なら、神経性の要素も考えなくてはなりません。陰部のただれ、下腹部の状態だって大事です。

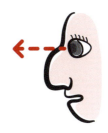

■ さわる

　残尿測定の際に行うと効率的です。実際に腹部の触診ではありませんが、残尿測定の際にエコープローブを恥骨上に押し当てると、プローブが押し返されるような腹部の筋肉が

しっかりしている人から、プローブがめり込むようになってしまう、いかにも筋性防御が弱い人まで幅広く存在します。下腹部には、皮膚の下に脂肪、そして腹直筋が存在します。下腹部の筋肉が薄くなっている人は、他の筋力も低下していることが考えられ、排尿力の低下も予想されます（漢方では恥骨上部分がへこむ人を小腹不仁として、腎虚と診断します。腎虚で頻尿のある患者さんには、八味地黄丸や猪苓湯の適応があるとしています）。

　残尿測定に引き続き下腹部の診察を行います。尿漏れがある患者さんでは、さらに会陰部の診察（尿漏れによるかぶれがないか？　女性の場合は性器脱の合併はないか？　手術痕跡はないか？）を行います。嫌な思いをさせないかと躊躇してしまうかもしれませんが、患者さんからは、きちんと診察してもらえてよかったという感想の方が多い気がします。

■ かぐ

尿のにおい、下着のにおいが感染を合併していないかの判断に役立ちます。診察室に入ってきたときから尿のにおいがする方もいます。診察で下着を下ろしたときに、尿のにおいがあるか？ 生臭いにおい（感染を合併している場合などにみられます）はしないか？ には、注意が必要です。また下着の状態や尿とりパッドをつけているかどうかも、このときにわかります。

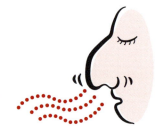

下着をずらすだけで、こうした情報を得られる可能性がかなり高まります。

においがしたら、「尿のにおいがします」というようなストレートな表現は、患者さんを傷つけることが多いのも事実です。「においますね」と言ったばかりに、患者さんから「暴言だ！」と言われかねません。消臭グッズや消臭機能の強い尿パッドを勧めるなどして、「においがあることはわかりましたよ」という態度で示すだけでも十分な場合があります。

「いつもこんな感じですか？」と、付添いのご家族に質問すると、かぶりを振りながら、「いつもは、もっとすごいにおいがするんですよ」と答えてくれれば、しめたものです。一緒にいる家族から、おむつを１日何枚くらい使っているのか、昼も夜も使用しているか、どんなおむつ（何ｍＬ用）を使っているか、尿のにおいはあるか、などの情報から、一日中漏れているのか、漏れの量はどれくらいか、感染がありそうなのか。それらがある程度想像できるからです。排尿のことを相談されたら、残尿測定をすることです。

メディカルスタッフにお願いできる検査

　過活動膀胱の診断に残尿測定が重要だとわかっていても、実際にはなかなかできないのは、時間がないからだと思います。血圧や糖尿病の治療のアセスメントをしながら、残尿測定をドクター自身がするのは、大変です。甲子園を目指して、猛練習している高校生に、「勉強もしっかりやれ！」と激励するのに似ています。「わかってはいる」が、行うは難しなのです。だから、排尿障害の診断の質を高めるために、メディカルスタッフの協力が必要なのです。

　図は、2015年の日本ストーマ・排泄リハビリテーション学会で報告された、排尿に関する検査などの実施者についての調査です[2]。

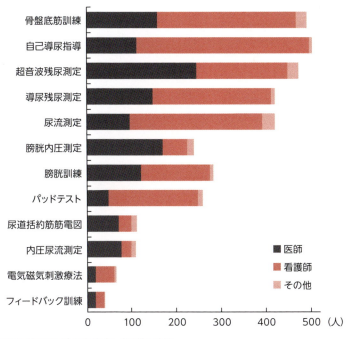

図◆検査などの実施者（複数回答）
文献2より引用

この調査によれば、半数以上医師以外のスタッフが行っている検査が多いことがわかります。最初の検査は医師が行うのが妥当ですが、診察の患者さんが増えてくれば、**超音波での残尿測定も含めてメディカルスタッフが行うようにする**といいかもしれません。尿流測定などを行ったあとに、そのまま検査室で着衣を直す前に、引き続き看護師に残尿測定を行ってもらうケースが増えています。検査後の診察をスムーズに行うためには、よい方法と考えられますので、スタッフで相談してトレーニングすべきです。骨盤底筋訓練や自己導尿の指導などは、むしろメディカルスタッフの果たす役割に多くは依存してきています。

　排尿障害の治療も、チーム医療に移行しつつあります。

参考文献

1）「過活動膀胱診療ガイドライン 第2版」(日本排尿機能学会，過活動膀胱診療ガイドライン作成委員会/編)，リッチヒルメディカル，2015
　▶ 過活動膀胱診療をするなら、ななめ読みでも一度はして診察室に置いておきたい。
2）鈴木志織：尿失禁診療は全国的に標準レベル—日本ストーマ・排泄リハビリテーション学会全国実態調査．Medical Tribuneウェブ，学会レポート（2016.3.11）

第1章 尿の回数が多い（頻尿）への対処

2 その膿尿の診断、ホント？
コンタミネーションの予防

　尿検査で尿路感染を除外することは、過活動膀胱の診断には大切です。しかし、尿検査がきちんと行われないと、実際は感染がないのにもかかわらず、見かけ上膿尿を呈していて、抗菌薬の投与が漫然と行われる場合も少なくありません。
　いわゆる「**コンタミネーション**」というのが、それです。

コンタミネーション対策

　女性で、やや肥満傾向がある方の場合、外陰部の尿道口から尿を採取するコップまでに陰唇や陰核などが障害物となって、排出された尿に体表に付着している細菌が混入することも少なくありません。コップで尿を採ろうとして無理な姿勢で排尿することで、尿に細菌が混入しやすくなることもあります。導尿すればいい話ですが、細菌培養を行うなら別ですが、一般診察で導尿してまで尿を採取することは、患者さん側にも抵抗が少なからずあります。

　尿沈渣で扁平上皮の数が多い場合などは、コンタミネーションを疑う必要があります。コンタミネーションを防ぐためには、
・外陰部をウェットティッシュなどで清潔にすること

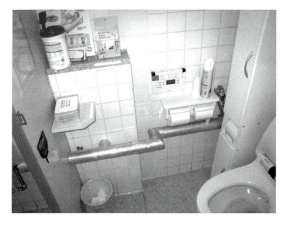

図1◆尿採取するトイレの例
手の届きやすいところにいろいろなタイプのウェットティッシュを配置。

・中間尿を採取すること
以上を指導することが大切です。

　また、トイレをきれいにしておくことが、かなり重要です。**図1**は当院のトイレです。目につくところにウェットティッシュを置いて、すぐに使えるようにしています。コンタミネーションも外陰部を十分きれいにすれば、たいてい防げます。
　麻痺などがあって手や体の動きに制限がある方には、「ユーリンパン」（**図2**）を使用すれば、簡単に尿採取ができます。

男性のコンタミネーション

　女性のコンタミネーションは、肥満体型だったりすることで、ある程度疑うことが容易なケースもありますが、男性は難しいです。**膿尿が続いているにもかかわらず排尿痛がない場合には、必ず身体所見を取り直します。**一番多いケースは、包茎です。

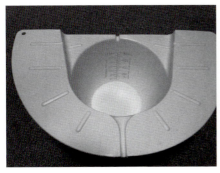
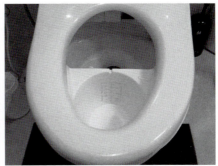

図2◆洋式トイレ用採尿容器ユーリンパン
右図は設置した様子。ユーリパンという商品名もある。

　真性包茎で、包皮が全く翻転できないケースは、尿道口が包皮の癒着で狭くなって（針の穴くらい狭くなるまで、意外と通常の排尿はできることが多い）尿道狭窄と同じように、排尿時間も長くなります。症状は、排尿症状が強い前立腺肥大症のそれとよく似ています。長年α遮断薬が継続されており、「全然よくならない…」と受診されて、はじめて包茎が原因で排尿困難が強くなっていたことがわかったケースもあります。

89歳、男性。
約1年前から、無症状な膿尿をくり返すと紹介されました。尿線が細いという理由でα遮断薬の処方がありましたが、尿の勢いは全く変化ないということでした。膿尿があるので、残尿測定の際に診察をさせていただいたら、図3のような状態でした。包皮の癒着除去のため冠状切開（包茎の

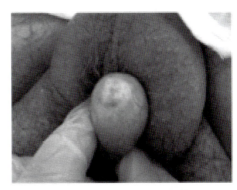

図3◆外尿道口が癒着した真性包茎
筆者がつまんでいるのは、外尿道口が癒着して、亀頭部が露出できない真性包茎の状態になった陰茎。陰茎の下は陰嚢。
カラーアトラス■参照（p179）

手術）を施行して、排尿状態はびっくりするほどよくなりました。包皮が癒着して尿閉になることもありますので、「排尿痛がないのに、膿尿が続く場合」は要注意です。

　また、女性同様、麻痺などで手がうまく使えない、手が震えるなどの理由で、採尿したコップを不潔にしてしまうことがあります。膿尿が続く場合には、身体の状態にも気をつけて観察する必要があります。

第1章 尿の回数が多い（頻尿）への対処

3 どれくらいから頻尿？

回数だけでは決まらない

　頻尿の定義は、「排尿回数が多いという患者の愁訴」とされています。回数が多いとは習慣的に、日中の排尿回数が8回以上、夜間の排尿回数が2回以上を指すことが多いと言われています。その**回数が多いということによって、日常生活に支障が出てくると愁訴になります**。

頻尿の分類と基礎疾患

昼間頻尿

　起きている間の排尿回数が多いことで困る状態です。通常は次の排尿までの間隔が2時間以内だと、回数が多いと考えます。

夜間頻尿

　夜間睡眠中に排尿した回数であり、排尿の前後には睡眠していることが必要です。通常は2回以上のことが多いです。ただし、入眠時や起床時付近での排尿の場合は、その前後で寝ているのかどうかを確認する必要があります。厳密には、床に入ってはいるが、入眠するまでの間に排尿のために起きたり、早朝に排尿のために覚醒して、その後は眠れなかったものな

表 ◆ わが国の年齢層別にみた夜間頻尿の頻度（%）

男	40〜49歳	50〜59歳	60〜69歳	70〜79歳	80歳〜
1回以上	44.0	61.8	83.8	91.2	96.6
2回以上	10.3	20.6	39.7	62.0	83.9
3回以上	4.0	7.0	17.3	31.5	55.9
4回以上	1.6	4.2	6.0	11.3	21.2

女	40〜49歳	50〜59歳	60〜69歳	70〜79歳	80歳〜
1回以上	38.4	59.5	76.6	88.7	92.9
2回以上	8.5	15.4	28.6	48.3	71.2
3回以上	2.7	4.2	9.6	19.0	40.2
4回以上	1.7	1.0	2.6	6.5	11.4

文献1より引用

どは、この範疇には入りません。

　夜間頻尿診療ガイドライン[1]によれば、**表**のように、年齢によって夜間排尿回数は増加する傾向があり、**80歳台の男性では、55.9%の方が、夜3回以上排尿のために起きていることとなります**。

　夜の回数をきちんと確認して、それが同世代の方に比べて、多い・少ない・同じ程度という情報をもとにして、治療が必要かどうかを判断してもらうことも一策です。

多尿

　「多尿」に関しては、**1日尿量が、体重1kgあたり40mLを超えると多尿**と言います。きちんと排尿記録をつけてみないとわかりませんが、飲みすぎによる多尿は結構多いと言えます。

　藤田紘一郎著の「決定版 正しい水の飲み方・選び方」（海竜社）[2]によれば、寝る前、起きたらすぐ、その他に午前と午後に計4杯のアルカリイオン水を摂るのが健康によいとしています。たくさん飲めば健康になるわ

けではありません。適度に摂ることが大事なのです（第1章-7、飲水指導参照）。

　特に夜間多尿は夜間頻尿の原因となります。加えて飲みすぎ以外にも夜間多尿をきたす疾患は、尿崩症、薬剤性〔トルバプタン（商サムスカ）などの利尿薬、糖尿病に用いるSGLT2阻害薬、降圧薬に含まれる利尿薬など〕、腎機能低下、アルコールの習慣的あるいは夕食時の大量摂取（多めの晩酌）、不眠症、むずむず足症候群による不眠、睡眠時無呼吸症候群などがあります。

頻尿をきたす疾患

　頻尿をきたす疾患には下記のものがあります。【　】内は、その鑑別に役立つ頻尿以外のよくある症状です。

1) **前立腺肥大症**【尿が出にくい、勢いがない、残尿感がある、など（第2章-4A参照）】
2) **過活動膀胱**：脳卒中や脳血管障害による神経因性膀胱を含む【尿意切迫感があるなど（第1章-4参照）】
3) **その他の泌尿器科疾患：**
    ・前立腺癌【PSAが高値、腰痛があるなど】
    ・膀胱結石【血尿や排尿痛が強い】
    ・尿路結石【尿管下端の結石では側腹部痛と頻尿や残尿感】
    ・膀胱炎【数日前からの症状発現、排尿痛など】
    ・慢性前立腺炎【会陰部や鼠径部の鈍い痛み、射精痛、仕事のストレスで悪化する、など】
    ・間質性膀胱炎【ひどい頻尿と尿が溜まってくると下腹部が痛くなる、など】
4) **下部尿路の疾患以外の原因によるもの：**

- 糖尿病などの内分泌疾患【尿糖が陽性】
- うっ血性心不全などの循環器疾患【上肢≪下肢のむくみ】
- 睡眠障害【昼間と夜の排尿回数や量が変わらない】
- 心因性頻尿【夜間の排尿回数は多くない】

参考文献

1）「夜間頻尿診療ガイドライン」（日本排尿機能学会、夜間頻尿診療ガイドライン作成委員会/編），ブラックウェルパブリッシング，p25，2009
2）「決定版 正しい水の飲み方・選び方―100歳まで元気に美しく生きる鍵」（藤田紘一郎/著），海竜社，2012

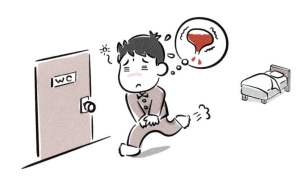

第1章　尿の回数が多い（頻尿）への対処

4　どうなったら薬を処方するか？

患者さんの状態によってさまざまと言えます。

症例で考えてみる

60歳、男性。
1時間半ごとにトイレに行きたくなる、と受診されました。
会社の管理職で、週4回は会議があります。話し合いが1時間半以上と長引いてくると、気が散って会議の内容も上の空になると言われました。日誌をつけてもらいました。

この方に、処方しますか？

1時間半に1度の排尿は、24時間が1日とすれば16回になります。これは回数が多いですね。困っているのもあるので、薬を考えたくなります。**処方の決め手、患者さんが困っているかどうかです。**

70歳、男性。
特定健診で、受診。
癌が心配で、PSAの検査を希望されたので採血を行いました。

検尿は、尿潜血が（±）、尿沈渣でRBC（2〜3/HPF）、WBC（1〜2/HPF）、Epi（5〜10/HPF）、Cast（0〜1/HPF）、Bact（2.5×10^4/mL）
排尿の症状を聞くと、昼間は１時間ごとに排尿に行っているようでした。自営業で手ぬぐいの染物をしている職人さん。一人で仕事をしているのでトイレの回数が多くても気にならないとのこと。またトイレに行くことでちょっとした休憩になって、困らないという。
日誌をつけてもらいました。

この方に薬処方しますか？

　困っていないから処方しない、これは正解です。ただ、1時間に1度の排尿は少し多すぎますね。**何か隠れた病気がないのか、確かめる必要があります**。尿沈渣で上皮が少し多い（Epi：5〜10/HPF）のが気になりま

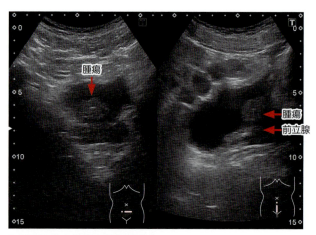

図◆70歳、男性の膀胱腫瘍のケース
前立腺に重なるように、腫瘍が認められる。前立腺との区別が少し難しいが、頻尿症状が強くなったら、一度は膀胱の状態を観察したいと考えるのは、排尿障害の診療の基本と言える。

すし…。

　この患者さんの膀胱をエコーで見てみると、膀胱頸部に小さな隆起性病変を認めました（図）。膀胱癌の診断で、治療を要しました。染物を行っている方には、昔から膀胱癌は多いと言われています（俗にいう職業病、染色料のアニリンが発癌物質とされています）。こういうこともあるので、初診時ではもちろん、尿潜血が陽性化している尿検査結果をみたら、残尿を再検する目的や、血尿の精査を行う意味でも、エコーを用いた残尿測定を行うことは、他疾患の早期発見にも役立つことがあります。「まずは残尿測定！」が、大事です。

OABSS（過活動膀胱症状質問票）

　もっと簡単に、**薬の処方を行うかどうかを簡単に決めるツールはないか**と考えだされたのが、OABSS（過活動膀胱症状質問票）です（表）。尿失禁や頻尿を有する患者さんに、実用性と妥当性の高い質問票を作成する目的でOABSSの原型は作成されました[2)3)]。このツールを開発したのは、現東京大学泌尿器科学教室の本間之夫教授ですが、じつは筆者もこのプロトタイプの質問票作成にはかかわっていました。大変優れた評価ツールで、**現在の過活動膀胱の治療薬の評価は、このOABSSの改善度で評価することが多くなっています。**

　重要な評価項目は、尿意切迫感です。**表**の質問3が2点（週に1回以上）以上で、かつ合計点数が3点以上であれば、過活動膀胱の診断基準には達します（もちろん除外すべき、他疾患の鑑別が済んでから）。OABSSの合計点数が6点以上（中等症より重症）なら、治療の対象としますが、このあたりは患者さんの希望に合わせて、薬物療法を選択するかどうか決定します。

表 ◆ 過活動膀胱症状質問票（OABSS）

以下の症状がどれくらいの頻度でありましたか。この1週間のあなたの状態に最も近いものを、1つだけ選んで、点数の数字を○で囲んでください。

質問	症状	点数	頻度
1	朝起きたときから寝るときまでに、何回くらい尿をしましたか	0	7回以下
		1	8～14回
		2	15回以上
2	夜寝てから朝起きるまでに、何回くらい尿をするために起きましたか	0	0回
		1	1回
		2	2回
		3	3回以上
3	急に尿がしたくなり、我慢が難しいことがありましたか	0	なし
		1	週に1回より少ない
		2	週に1回以上
		3	1日1回くらい
		4	1日2～4回
		5	1日5回以上
4	急に尿がしたくなり、我慢できずに尿を漏らすことがありましたか	0	なし
		1	週に1回より少ない
		2	週に1回以上
		3	1日1回くらい
		4	1日2～4回
		5	1日5回以上
	合計点数		点

過活動膀胱の診断基準　尿意切迫感スコア（質問3）が2点以上かつOABSS合計スコアが3点以上
過活動膀胱の重症度判定　OABSS合計スコア
　　　　　　　　　　　　軽症：　5点以下
　　　　　　　　　　　　中等症：6～11点
　　　　　　　　　　　　重症：　12点以上

文献1より引用

参考文献

1）「過活動膀胱診療ガイドライン 第2版」（日本排尿機能学会，過活動膀胱診療ガイドライン作成委員会/編），リッチヒルメディカル，2015
2）本間之夫，他：尿失禁症状質問票の作成（第一報）：質問票の提示．日本排尿機能学会誌，14：233-239, 2003
   ▶ 104例の患者さんに27の質問を行い、そのなかから妥当性の高い8項目を選んだ。この8項目のうち、4項目がOABSSの4つの質問に採用された。
3）本間之夫，他：尿失禁症状質問票の作成（第二報）：質問票の妥当性の検討．日本排尿機能学会誌，14：248-255, 2003
   ▶ 231名の患者に8項目の質問票を実際に答えてもらい、他のQOLの評価ツールである尿失禁QOLスコア、King's Helath Questioneair（KHQ）、SF-36から得られた評価と8項目の反応性について検討し、質問項目の妥当性を確認した。

第1章 尿の回数が多い（頻尿）への対処

5 尿失禁の分類と治療法
腹圧性か切迫性かを見極める

　腹圧性尿失禁と切迫性尿失禁の違いは、体動時に漏れるかどうかです。腹圧性は、膀胱を支える骨盤底筋や尿道括約筋が弱くなって、膀胱重量に耐えられなくなって漏れるタイプなので、寝ている状態やじっとして座っている状態では起きません。細かい鑑別は、膀胱の筋肉の状態を筋電図検査なども含めたウロダイナミクス検査でみないとわかりませんが、上記が大きな手がかりになります。

漏れるときの状況による尿失禁タイプの分類

■ 起きているとき

　体を動かしたときに漏れる場合は、腹圧性を疑います。
　尿意を感じて立ち上がったときに漏れるのは、切迫性の可能性もあるので注意が必要です。

■ じっとしているとき

　じっとしているときに、突然尿意を感じて、トイレに行こうとしても間に合わないのは、切迫性尿失禁の可能性がほとんどです。
　ただし、ゆっくりトイレに行けば漏れないけど、急いで行く際に少しず

つ漏れるのは、腹圧性の合併もあると言えます。

寝ているとき

夜尿症や、膀胱に起きているとき以上の尿が溜まってあふれて漏れるような、切迫性と腹圧性の混合した状態が疑われます。

動いているとき

腹圧性が主ですが、特定の動作で膀胱頸部に腹圧がかかり、尿道に尿が入り込んで、排尿反射が起こる場合もあります。

いつも漏れる

外尿道括約筋の機能不全（前立腺全摘後の高度の腹圧性尿失禁など）が疑われます。尿閉寸前の溢流性尿失禁も疑います。

知らないうちに…

もっとも対応が厄介ですが、「知らないうちに漏れている」という訴えの際は、上記の5つでないか再度確認する必要があります。実際には結構多い答えです。

治療法

腹圧性尿失禁

軽い「腹圧性尿失禁」の場合は、**骨盤底筋訓練**で尿道のまわりにある外尿道括約筋や骨盤底筋群を強くすることで、かなりの改善が期待できます（第1章-8参照）。

内服による治療法も有効です。骨盤底筋を締める働きのあるβ2刺激薬などが使われます。膀胱頸部を締める働きのあるα1刺激作用を有する漢

方薬の葛根湯、ノルアドレナリン取り込み作用を阻害して尿道の括約筋作用を高める。デュロキセチン（圇サインバルタ）、ミルナシプラン（圇トレドミン）なども効果的な症例があります。なお、デュロキセチンを若年者に使う際はうつを悪化させるリスクがあるので注意が必要です。

　薬剤を使用したくない人には、骨盤底筋を刺激する理学療法として、干渉低周波や磁気刺激も副作用がほとんどなくて効果的です。

　骨盤底筋訓練などの保存的療法では改善しない場合、または不満足な場合は手術適応となります。ポリプロピレンメッシュのテープを尿道のもとに通してサポートするという「TVT手術」または「TOT手術」と名づけられた手術は長期成績も良好で、侵襲性が低いことも優れています。

■ 切迫性尿失禁などの過活動膀胱の場合

　「切迫性尿失禁」の治療には、**抗コリン薬やβ3刺激薬**が用いられます。

　将来的には、切迫性尿失禁に対する手術治療には、ボツリヌス毒素の膀胱壁内注入などが行われる可能性もありますが、現時点で膀胱萎縮を伴う高度の切迫性尿失禁に対して膀胱拡大術などが行われるくらいで、切迫性尿失禁に対しては、**有効な手術療法はありません。**

家庭で眠っている器械が役立つ？

　四谷メディカルキューブ女性泌尿器科部長の嘉村康邦先生は、乗馬式フィットネス機器を用いた尿失禁に対する効果をパナソニックとの共同研究で報告しています。2010年に山梨で行われた日本排尿機能学会（武田正之学会長）で、筆者は理学療法として干渉低周波を行っているものの、さらなる改善効果を期待している腹圧性尿失禁4名と混合性尿失禁2名の計6名の女性に、図のような乗馬式フィットネス機器を用いて、1日1回15分トレーニングの追加を勧めたところ、パッド枚数が平均2.4枚/日が、3カ月後には1.7枚/日と尿失禁が減少する効果が得られたことを報告しました。

　乗馬式フィットネス機器は、体幹の筋肉や特に排尿に重要な骨盤底筋に連動する大腿の内転筋を鍛える効果が、尿禁制にも相乗的に働いたと考えられます。眠っている家庭内の運動器具でも、尿失禁の予防に役立つものはもっとあるのかもしれません。

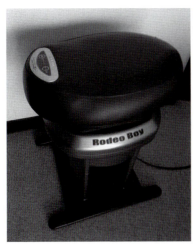

図◆当院で使用した、乗馬式フィットネス機器
注意：腰痛がある人は、使用は避けた方がいい。

第1章　尿の回数が多い（頻尿）への対処

6 「まずは、残尿測定」のおかげで見つかった鑑別診断

　排尿障害の診察で、尿検査と残尿測定はなくてはならないものです。**残尿があるかないかで、診断や治療方法は大きく異なってきます。症状は似ていても、全く正反対の治療を行うことになることも多くあります。**

　残尿測定器で行う残尿測定は、簡便なので、症状の変化を見るために適しています。

　しかし診断をする段階では、膀胱や前立腺の状態をあわせて観察できる、エコー検査がたくさんの情報が得られて有用な方法です。筆者が「まずは残尿測定」で見つけた鑑別疾患について、説明してみます。

■ 尿閉寸前の前立腺肥大症

　男性のひどい頻尿で見つかるケースが多いです。患者さんの言葉でよくあるのが「出すぎて困る」「5分おきにトイレに行くが、少ししか出ない」などです。

　一見頻尿や尿漏れに対する治療を考えてしまいがちですが、残尿測定をしてみると大量の尿が膀胱内には存在し、「これはおかしいぞ」となります。残尿測定をしなければ、抗コリン薬などを開始して尿閉に至る可能性もあり、残尿測定をするかしないかで大きな差が出るケースです。

　84歳、男性。
　前立腺が60 mL以上あります。膀胱も肉柱形成をきたしており、残尿も

250 mL以上あります。
手術を勧めるか、間歇的自己導尿を開始する必要がありました。すでに、α遮断薬を投与中でしたが、安易に抗コリン薬などを追加したら、恐ろしい状況が待っていたでしょう…。

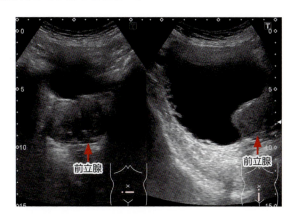

肉柱形成だらけの低活動膀胱

　上記「尿閉寸前の前立腺肥大症」と似たケースですが、女性でも散見されます。感染を伴うとコアグラタンポナーデなどひどい血尿を伴うこともあります。膿尿がなかなか消えない高齢女性は、残尿を必ず測定すること、膀胱の壁の状態をよく観察する必要があります。

79歳、男性。
くり返す尿路感染で、内科から紹介されて来院しました。頻尿はあまり訴えにありませんが、排尿時間がかかり、チョロチョロしか出ないという状態でした。「痛くもかゆくもないから、このままでいい」と言われましたが、右水腎症も軽度認めたため、自己導尿を根気よく勧めて、なんとか施行するようになりました。奥さんの力も借りていますが、その後膿尿を呈する回数は劇的に減りました。

右側の肉柱形成のエコー所見では、膀胱底部・側壁などいたるところにごつごつした隆起が見られます。でも、前立腺は大きくありません。この点で、前立腺肥大症で尿閉寸前の症例とは異なります。前立腺肥大症による尿閉寸前では、多くの場合頻尿の訴えが強いのですが、神経因性膀胱（低活動膀胱）による残尿が多いケースでは、頻尿の訴えがメインであることは多くありません。

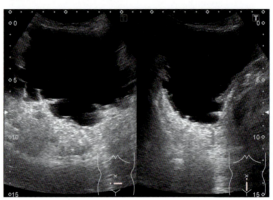

卵巣腫瘍

　大きな卵巣腫瘍の場合、あまり膣分泌物や膣からの出血を伴わないことがあります。腹部腫瘤を呈するくらい大きくなっても、「太って困っていた」と、腫瘤の自覚がない場合があり、尿失禁や頻尿で受診するケースもあります。

　69歳、女性。
頻尿と下腹部不快感を訴えて来院されました。膀胱腹側に10 cm大の腫瘍性病変を認めます。子宮の左横あたりに卵巣病変を疑いました。婦人科に紹介したところ、卵巣腫瘍の診断で治療を行うことになりました。おりものが増えたとか、下着に血が付いたことがあるなどの訴えがある際には、エコーで一度は残尿測定を行いたいものです。膀胱内はもちろ

ん、膀胱周囲に膀胱に影響を与えるような腫瘤性病変がないかどうか、確認する必要があります。

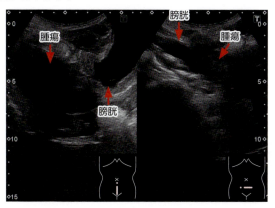

膀胱腫瘍

　残尿測定として膀胱部のエコーを行えば、残尿がない場合を除けば、膀胱内にSOL（占拠性病変）を見出すことが可能になります。必ず横断面、矢状断面での観察が必要です。膀胱容量があまり少ない（残尿が少ない）場合には適宜飲水を促して、膀胱に尿貯留が増えてからもう一度検査するようにすると、膀胱の肉柱などと腫瘍の鑑別が容易になります。

63歳、男性。
頻尿と残尿感で受診されました。細胞診は陰性でしたが、尿潜血が陽性だったので、エコーを行いました。右尿管口付近に隆起性病変を認め、腫瘍が疑われました。
膀胱鏡で乳頭状腫瘍を確認。後日、入院で腰椎麻酔下に経尿道的に腫瘍切除を行いました。

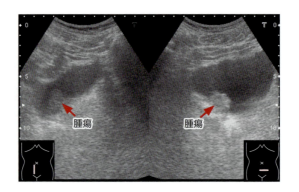

膀胱結石

　膀胱結石の診断は、意外と難しいことがあります。

　頻尿でも、日によって症状が強くなったり、あまり症状が出ないこともあります。血尿や膿尿をいつも伴っているとも限りません。

　前立腺肥大症の有無を調べるために、早期のエコー検査を行うことを勧めます。

　検尿で感染が持続する場合は、エコーや腹部のX線検査を行う必要があります。

　前立腺肥大症で膀胱結石を伴っていれば、結石の摘出だけでなく、前立腺の切除も必要と考えられますので、残尿測定を含めたエコーはきちんと行いたいです。

　71歳、男性。
　近医で前立腺肥大症として、α遮断薬の処方を開始されましたが、症状が改善しないので受診されました。前立腺は34 mLありましたが、そのほかに膀胱三角部に結石を認めました。前立腺肥大症で手術を勧める3つの条件は、①尿閉、②くり返す感染、③膀胱結石の合併、です。②および③が合致するので、手術を勧めました。経尿道的前立腺切除術にあわせて結石の摘出を後日行いました。

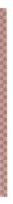
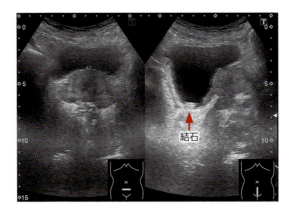

結石

第1章　尿の回数が多い（頻尿）への対処

7 薬を出す前に試してみたいこと

　専門医を受診する患者さんは、過活動膀胱と診断される確率が高いです。一方一般外来で、「ほかに困っていることありませんか？」などの、大変親切な質問をしてくれる「かかりつけ医」の質問に対して「そういえば最近、トイレの我慢が効かなくなって…」という具合に話が進むことがあります。過活動膀胱症状スコア（第1章-4参照）を記入してもらうと、案外点数が低く、詳しく聞いてみると、尿意切迫感はあまり強くない。尿失禁を気にして、必要以上にトイレに行く回数が増えている。そんな「OAB（過活動膀胱）もどき」や「ナンチャッテOAB」ともいうような状態の方が結構大勢います。

　治療開始の際には、排尿の問題で、患者さんが日常生活に支障が出るくらい困っているかどうかを問診することが、最も大切です。また、「お薬」で、その状態や症状がどれくらい良くなるか、昼間8回、夜2回以上が、何回くらいに減るのか（夜は1回くらい減るだろうという予想は、大体患者さん共通です）を説明します。そうすると、「それ以外には、何かいい方法はないですか？」という質問が出てきます。こんなときの参考に以下の方法を解説します。

膀胱訓練

　あまり尿が溜まっていないのに排尿する癖がついてしまうと、膀胱が小さくなったり、過敏になったりして、蓄尿できる能力が低下してしまうことがあります。そして、ますます排尿障害の悪化を引き起こしてしまうのです。このような場合は、尿意を感じた際に、少しだけ排尿するのを我慢して、膀胱に尿を溜める能力をもとに戻すことで、症状を改善させることができます。

　膀胱訓練は、あらかじめ尿検査で尿路感染がないことを確認してから行います。また、前立腺肥大症などで残尿が著しく多い場合は、我慢によって病状が悪化することがあるので、注意して訓練を勧める必要があります。

やり方

　尿意を我慢する練習を、短い時間から始めて、少しずつ時間を延ばしていきます[1]。尿意を感じるたびにではなく、できれば、自宅にいるときに時間や回数を決めて、少しずつ始めてもらいます。

①いつもより、多めの水分を摂ります（量を決めておくといい）。
②尿意を感じてもトイレへ行くのをまずは我慢してもらう。
③最初は2〜3分、次に5分くらいを目標として、いよいよ我慢できなくなったら、トイレに行くようにする練習を1週間ほど続けます。
④少しずつ我慢する時間を10分、15分と延ばしていきます。
⑤最終的に2時間程度我慢できるようになれば、目標達成です。

骨盤底筋訓練

　膀胱訓練と一緒に、骨盤底筋訓練（第1章-8参照）を行うと効果は一

層上がります。

食品の摂り方に対する注意

　水分の摂取量を、きちんと把握することが第一（次項「飲水指導」参照）。

　その他に、カリウムを多く含む食べものは利尿作用があり、水分量が多い食べものは尿量が増え、ともに排尿の回数を増やす可能性があるため、頻尿と相性がよくないと言えます。若い女性で、ダイエットによいと山ほど野菜サラダを食べている人などは、野菜に多く含まれるカリウムのせいで、頻尿になっている可能性もあります。

■ 避けた方がいい食品

　摂ってはいけないというわけではないが、頻尿などの症状がある方では、摂る量に気をつけた方がいいものを下記にあげます。

①カリウムが多く含まれた果物や生野菜の過剰な摂取
　カリウムによる利尿作用で尿量が増え、急な尿意が起きることがあります。ドライフルーツも、カリウムの含有量はあまり変わらないことがあり、乾燥しているだけ多く摂取できるので注意が必要です。

②水分量の多い食品（豆腐、こんにゃくなど）
　水分として摂らなくても、尿量が増えます。

③カフェインを含む飲料、食品（コーヒー、紅茶、濃い緑茶など）
　カフェインによる利尿作用で、尿量が増します。夜間は覚醒作用で睡眠が浅くなるため、尿意が強く感じられます。

④アルコール飲料
　飲む量が増すのと、アルコールの利尿作用で尿量が増します。

⑤香辛料や辛い食べ物

少量の胡椒や唐辛子（体を温める作用がある）は、大丈夫な方もいますが、避けたほうが無難です。

⑥酸味の強い柑桔類

尿が酸性になるので、膀胱の刺激が増します〔グレープフルーツはよい（クエン酸だから）〕。

⑦炭酸飲料

尿が酸性になるので、膀胱の刺激が増します。

⑧熟成させた乳製品

膀胱を刺激するチラミンやチロシンが多いためです。

⑨合成甘味料や食品添加物が多く含まれたハム、ソーセージなど

食品添加物の代表的な存在（うま味調味料などの主な成分）である、グルタミン酸は脳内では排尿反射を促進させることがわかっていますので、過剰の摂取は頻尿傾向になると考えられています。

　以上の食品や飲料は、刺激物を含んでおり膀胱を刺激し排尿を促してしまいます。絶対に摂ってはいけないというわけではありませんが、なるべく控える方がよいでしょう。

　また、失禁などの症状は、宿便により悪化する可能性があります。宿便にならないようにするには意識して食品を選ぶ必要があります。

宿便の予防解消におすすめできる食品

・柑橘類以外の果物、穀物

・マメ類

・繊維質の多い野菜（生でなくて、火を通して食べるとOK）

・砂糖、はちみつ、塩、ハーブ類

便秘を予防・解消するのによいとされる食材です。これらのことを参考に日頃の食事を見直してみるのも一手です。

しかし、便秘によいからと繊維質のものばかりを摂っていると、便が固くなって、排便しにくくなることもあります。

飲水指導

水分摂取は適量に

「水分たくさん摂れば、血液はサラサラ」は見かけることの多いメッセージですが、これって本当でしょうか？

毎年夏に猛暑のなか熱中症で亡くなられた高齢者があったというニュースがあると、必ずテレビでは「水分をたくさん摂りましょう！」と選挙で候補者の名前を連呼するようにくり返されます。脳梗塞や心筋梗塞の予防という観点では、よほどの脱水が問題で、水分を摂れば摂るほど体によいというものでもないようです[2]。血液の濃さは、人の体にとって非常に重要で、水分摂取が少なければ尿量を減らし、水分摂取を多くすれば尿量を増やすことで、極力一定の範囲に調節するしくみになっています。水分を必要以上に摂っても、通常は排尿回数が増えるだけで、血液粘稠度は薄まらないのです[3]。

では、脱水にならないためには、水分はいったいどれだけ必要でしょうか？「1日に水は何cc飲めばいいですか？」という、ものすごく難しい質問をする患者さんが多くいます。必要な水分量は、気温や湿度などでかなり変わるので、「1日尿量が体重の2～3％が適量です」というのが、一番的確な答えです。1日尿量が体重1kgあたり20mL未満だと脱水傾向、30mLを超えると多尿傾向と言います。60kgの人だったら、1,200～1,800mLの間が妥当ということです。体重の2～3％と一致する数字です。1日

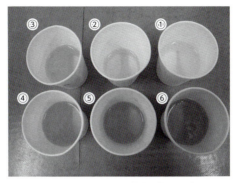

図1◆尿の色による水分摂取量の判定
①②は水分の摂りすぎ。尿の色も水のようになり、尿比重が1.005未満（1.010がちょうどよい）。
③が、ちょうど1.010の尿。お茶飲料の色と同じと説明している。
④⇒⑤⇒⑥となるにしたがい尿比重が高い尿。⑥は1.024。昔Fishberg濃縮試験という腎臓の働きをみる負荷試験で、正常の尿濃縮能力があると判定されるくらいの脱水状態の尿の色だった。
ビタミン剤などを内服していると、色が濃くなったりするので、注意は必要。
カラーアトラス2参照（p179）

は24時間ですが、分にすれば1,440分。簡単に言えば、1分間に1 mLくらい尿が作られていれば、ちょうどよいと考えてください。1回の排尿量は200〜300 mLですから、多めの300 mL排尿する人が5時間経っても尿意を全く感じなかったら、水分摂取が少な目かもしれないという目安もあります。でも、この考え方を実践するとなると、毎回尿量を計測しないとわかりませんね。そんなとき、尿の色で判定してもらうように、図1のような写真を見せています。

　これなら、色の薄い尿が続いたら、飲みすぎかな？と水分の摂り方を減らすことも可能です。ただ、ビタミン剤や便秘の薬、抗生物質などを飲んでいると、尿の色が変色することがあるので、注意は必要です。「過ぎたるは及ばざるがごとし」で、水分の摂りすぎは頻尿を招くだけです。

■ 水分の摂りすぎは戒めるべき

　では、いったい誰が、水分をたくさん摂れば血液がサラサラになるとデータを出したのでしょうか？岡村菊夫らによれば、水分を多く摂ることで、脳梗塞や心筋梗塞を予防できたという論文は、関連する用語で検索した622論文で、1編も存在しなかったとのことです[2]。血液がドロドロかどうかの指標とされるフィブリノーゲンやトロンボテストなどの項目も水分の摂取では変化しないという論文ばかりでした。わずかにコップ5杯以上の水を飲む人は、2杯以下しか飲まない人より心筋梗塞の発症が低いという報告が存在するのみでした[4]。また7名に夜中の12時に500 mLの水分摂取をさせると、朝の血液粘稠度は、飲まなかった人に比べて低いというKurabayashiらの論文がありましたが、脳梗塞の発症を減らすものはありませんでした[5]。おそらくは、このKurabayashi論文が、水分を摂ると血液がサラサラになるという、現在の都市伝説になっていったのかもしれません。「空飛ぶ寄生虫」（講談社）の著者で有名な、東京医科歯科大学の名誉教授藤田紘一郎氏は、水分をしっかり摂りなさいと勧める学者の一人ですが、脱水を避けるべきだという主旨で「決定版 正しい水の飲み方・選び方」（海竜社）という著書を書かれています[6]。**水分の摂りすぎは、戒めるべきです**。水分の中身でも、お茶やコーヒーなど利尿効果のあるカフェインの成分を含むものは、なるべく夕方以降の摂取を控えるべきです。

　夕方以降の水分摂取が多い人への対策には、

①夕食以降の水分を控える
②夕方のウォーキング
③昼間の下肢挙上
④起きている間は日常的に弾性ストッキングを着用

　などが、あげられます。

　泌尿器科医が水分摂取の問題にぶつかるのは、頻尿、尿漏れが水分の

摂り過ぎで悪くなっていることが少なからずあるからです。排尿日誌で毎回の排尿の時間と1回排尿量を数日間つけて持ってきてもらうと、1日尿量が2,000 mL、3,000 mLという人がいます。1回排尿量がまずまずの量である200 mLであっても、単純計算で排尿回数は10回、15回になります。1日尿量が1,600 mLなら8回ですみます。

「血液サラサラ」ではなくて「血管ツルツル」

　「お茶が大好きで…」というのは、その人の健康観や価値観で、飲むなというわけではありません。ただ「水分摂って血液サラサラってテレビの健康番組で言っていたから、無理に摂っていた」というのは考えものです。「水分をたくさん摂れば血液がサラサラになるなら、水分を控えたら貧血が治りますか？」と、こちらから問い直すと、「貧血が治るんですか？」と、逆に質問されて、ただでさえ混んでいる外来が、収集がつかなくなることもあります。

　結局、脳梗塞や心血管のイベントを減らすために大事なことは、「血液サラサラ」ではなくて「**血管ツルツル**」です。これからは「**血管ツルツル**」を「スローガン」としてもらい、そのためには、水分をたくさん摂ればいいのではなく、カロリーの摂りすぎに気をつけたり運動不足にならない日常生活を心がけることの方が、より大切であることを中心とした指導をしたいものです。

　そんなに飲んでいないと言い張る方もいますが、水分の多く含まれた野菜、果物、柔らかい食べものなど摂取するなどして、何らかの形でそれだけの水分が体に入っているのだと思われます。

排尿を記録する便利な方法

　こうした状況をきちんと把握するために、**排尿日誌**を記録してもらうことを勧めています（第3章-4参照）。しかし、実際に記録するとなるとなかなか面倒くさくて、記録できない場合も少なくありません。こうした方達用に、新しい器械もできてきました。排尿ごとに専用コップへ排尿。そ

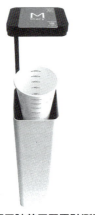

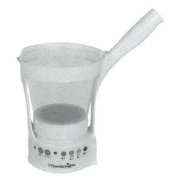

図3◆排尿日誌兼用排尿計測器-②
携帯式尿流量計 P-Flowdiary（村中医療器）

図2◆排尿日誌兼用尿量計測器-①
電子排尿日誌（シバタインテック社）

のコップを器械に乗せるだけで、尿量と排尿した時間が記録できる専用器が登場してきました（図2）。また尿の勢いをハンディタイプで記録する器械（図3）を使用すれば、排尿した時間、尿量、そして排尿した際の勢いまでもが記録として残ります。こうした記録をもとに、多尿（水分の摂りすぎによる排尿回数の増加）に対応することができます。

水分摂取の上手な説明のしかた

過度の水分摂取をしないよう説明するのは必要です。しかし、骨粗鬆症のビスホスホネート製剤や糖尿病のSGLT2阻害薬の登場で、**水をきちんと摂らないと脱水に至る薬剤**もあり、過度の飲水制限がそのような薬剤使用の妨げとなる場合も出てきました。そのため、患者さんの状態にあわせて水分摂取の説明をする必要があります。

● 上手な水分の摂り方の説明方法

前述の尿の色を見て判断する方法など以外に、
①「食事のときに、コップ◯杯」「1日にコップ◯杯の水が必要」というこ

とを、上記のような薬剤を処方されて「たくさん水分を摂りなさい」と指導を受けた際に具体的に尋ねるようにしてもらう。

②SGLT2阻害薬や、多発性腎囊胞治療のトルバプタン（商サムスカ）では、大量の利尿が投与初期にありうるので、体重減少をきたさないように飲んでもらう。また、大量の尿が出ている間は、おむつやパッドを暫定的に使用してもらう。

などのアドバイスが必要です。

参考文献

1）「排尿トラブル改善.com」（アステラス製薬）：http://www.hainyou.com
2）岡村菊夫, 他：水分を多く摂取することで, 脳梗塞や心筋梗塞を予防できるか？日本老年医学会雑誌, 42：557-563, 2005
   ▶ 水分を多く摂ることを勧める論文をPubMedで検索して、エビデンスレベルごとに評価。病的な脱水でない限り、水分を摂取しても脳梗塞の予防にはならないことを証明した。
3）Sugaya K, et al：Change of blood viscosity and urinary frequency by high water intake. Int J Urol, 14：470-472, 2007
   ▶ 20人の健康な人たちに、水をたくさん飲んでもらう10人と通常量の10人に分けて、排尿回数と尿量、翌朝の血液の粘稠度を調べたら、尿量や排尿回数は多くなっても、血液粘稠度は、両群で変わらなかった。
4）渡辺正樹, 他：急性期脳梗塞におけるヘマトクリット, 血小板凝集と発症時間の関連. 臨床神経学, 35：73-75, 1995
   ▶ 脳梗塞発症の時間帯と貧血の程度を221例で検討。深夜発症のケースはHct上昇例が多い。コップ5杯以上の水を飲む人は、2杯以下しか飲まない人に比べて、心筋梗塞の発症率が低い。
5）Kurabayashi H, et al：A glass of water at midnight for possible prevention of cerebral infarction. Stroke, 22：1326-1327, 1991
   ▶ 3カ月以上前に脳梗塞の既往ありの7名に電解質補充用飲料水500 mLを夜中の12時に飲用すると朝8時の血液粘稠度が下降した。
6）「決定版 正しい水の飲み方・選び方-100歳まで元気に美しく生きる鍵」（藤田紘一郎/著），海竜社，2012

尿意を感じたらすぐにトイレに行くべき？
少し我慢するべき？

　過活動膀胱の場合は、少量の尿でも急な尿意を感じてしまいます。トイレが近いからと、膀胱に十分尿が溜まる前に排尿しているのが普通になると、膀胱は容量が十分膨らまないのに慣れて、縮んでしまいます。そうなると、ますます膀胱に溜められる尿量が減って、さらに頻繁にトイレに行くことになります。

　尿意を感じたら、肛門を締めるように骨盤の筋肉に力を入れて我慢すると、膀胱の筋肉が緩んで膀胱が広がります（骨盤底筋訓練、第1章-8参照）。ときどき起きる尿意を我慢し、排尿するまでを少しずつ延ばして、排尿してから2時間ぐらい我慢できるように訓練しましょう（膀胱訓練、第1章-7参照）。

　排尿してから、2時間を過ぎて我慢するのは、膀胱炎を併発する可能性が出てきますので、お勧めできません。また、外出時に訓練することもお勧めできません。

　膀胱訓練は、自宅で、余裕があるとき。

8 尿失禁を予防、改善するトレーニング

　心臓病から自分を守るコツとして「計測して健康」という標語があります。測るものは、
①血圧
②体重
③万歩計による歩数
　これに対して、尿失禁を予防する意味で、過活動膀胱の予防につながる「計測して健康」になるものとしては、
①排尿回数
②尿量
③残尿
が大事だと思われます。①②は排尿日誌を記録することで患者さん自身でも把握できます。③は来院された際にときどき測定します。
　そして、心臓病の予防に適度の運動が大切なように、膀胱の健康を守るために重要なのが、骨盤底筋訓練です。第1章-7で紹介した、膀胱訓練や飲食の改善と組み合わせるとより効果的です。

骨盤底筋訓練―尿道を引き締める力をつける

　訓練を行うことで尿道を締める力がつきます。また、骨盤底筋群が正しい位置に戻るので、**過活動膀胱や腹圧性尿失禁のほか、性器脱や便秘、便漏れにも効果が期待できます**。

　弱った骨盤底筋を鍛えることが重要なのは理解できると思いますが、まず骨盤底筋を患者さんに理解してもらうことが大切です。骨盤底筋は横から見た説明図が多いので、あえて斜め上の正面からの模式図で表します（図1）。骨盤をハンモックのように支えていることがわかります。これらの筋肉は、速筋線維（いわゆる白筋）と遅筋（赤筋）からなっています。文字どおり速筋は素早い反応で収縮し、運動により容易に疲労しやすい。

　これに比べて遅筋は反応時間もゆっくりで、運動を続けても疲労しにくい。

　筋線維の比率は人によって異なるので、いかにこの筋肉の状態を知り効果的な訓練を行うかが、治療の鍵となります。腹圧性尿失禁の治療に際し

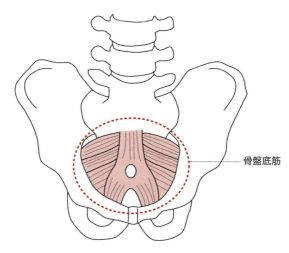

図1 ◆ 骨盤底筋の模式図

ては、反応の素早い筋収縮を鍛えること、つまり速筋の筋力を強くさせるために、1秒程度の短いインターバルで筋肉の収縮をくり返すトレーニングが重要です[1]。

　そのために最も重要なことは、『**締める感覚**』を身につけてもらうことです。我流でやっても、効果は上がらないと思ってください。訓練を行うにあたっては、患者さんに以下のことに注意して進めてもらいます。

①まず筋肉の位置を理解してもらう

②その筋肉の位置（会陰から肛門あたり）を自分で触ったりして確かめてもらう

③実際に、「締める感覚」を体感してもらう

　この際に、内診などで締まっているかどうかを診察します。女性の場合では風呂で膣に手を入れて、収縮するかどうかを確かめてもらうなどの補助が必要となることがあります。

④運動プログラムに合わせて、筋肉を随意に動かす

⑤くり返し運動する

　以上の段階で、訓練を進める必要があります[2]。いきなり、「尿失禁にも効果がある」という看板を掲げた体操教室に入っても、筋肉の収縮を実感できていなければ、「猫に小判」なのです。では、具体的に骨盤底筋訓練のやり方をみてみましょう。

方法

①図のような基本姿勢で、尿道・肛門・膣あたりをきゅっと締めます。締めるという感覚は、「おしっこを途中で止める」感覚、「オナラを我慢する」感覚を思い出してください。そのとき使う筋肉を動かします。締める感覚がつかめたら、息を吐きながら胃の方へ引き上げるイメージで締めていきます。

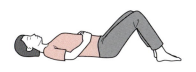

②そして緩める、ということを2〜3回くり返します。

第1章　尿の回数が多い（頻尿）への対処

③次に、同じ部分をゆっくりぎゅうっと締め、3秒間ほど静止します。そしてゆっくり緩める、ということを2～3回くり返します。

④締めたあと静止させる時間を少しずつ延ばしていき、くり返す回数も徐々に増やしていきます（時間10秒、回数10回くらいまで。締めたあとは緩めてリラックスすることを忘れずに）。

⑤ゆっくりぎゅうっと締めるのに慣れたら、短く息を吐きながら短い時間（1～2秒くらい）ギュッパ、ギュッパと締めるトレーニングもとり入れます。

⑥基本姿勢でできるようになったら、いろいろな姿勢でやってみます（下記「応用姿勢」1～6参照）。通勤途中や入浴中、家事をしながらでもできるようになるでしょう。

応用姿勢1

床に膝をつき、肘をクッションの上に乗せ頭を支えた姿勢。

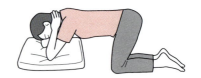

応用姿勢2

足を肩幅に開いて立ち、手は机の上に乗せた姿勢。

応用姿勢3

椅子に背もたれは使わず背すじを伸ばし坐骨で座って、足を肩幅まで開き足の裏をしっかり床につけた姿勢。

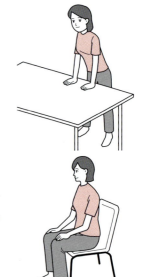

応用姿勢4

右図のように、ペットボトル（丸めたタオルでもよい）やフニャフニャ（やや空気を抜いた）のボールを太ももの付け根に挟んで、骨盤底筋を鍛える方法。いろいろな太さで試して、足がガニ股にならず、腰をのばして直立できる程度で、挟んだものをギュッと締めつける感覚があれば太さはOK。

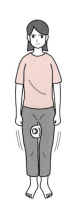

応用姿勢5

両足を腰幅に開き、下図のような姿勢を左右交互に行う。前に出した方の足の膝はつま先より前に出ないように、太ももは床と平行になるようにする、もう片方の足の膝は床すれすれまで下げる。

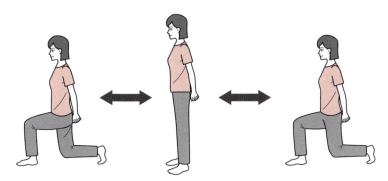

応用姿勢6

右図のように仰向けになり、おしりを持ち上げる。

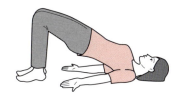

くり返しになりますが、骨盤底筋を『締める感覚』が、同じ説明をしても個人差があって理解しにくかったり、実際にできにくかったりすることが多くあります。またその訓練をしている動作や姿勢が、傍から見ると通常は見られない姿勢だったりすると、「尿失禁のためにやっているんだ…」などと気にして、恥ずかしいと思ったりします。また骨盤底筋は、筋肉が盛り上がったりと体表面で感じられるような目に見える部位ではないので、モチベーションが上がりにくいことも事実です。このような理由で、継続することが難しいとも言えます。

　骨盤底筋を『締める感覚』がある程度わかるようになったら、ピラティスやヨガのポーズをとりながら、呼吸と合わせて、息を吐くときに骨盤底筋を引き上げるようにする応用方法もあります。応用姿勢の5、6はピラティスで、実際に筋電図を張り付けて測定したところ、最も骨盤底筋の活動電位が高まることが確かめられた体位です[3)4)]。さらに向上を目指す方には、骨盤底筋だけでなく、それに連動する体幹の筋肉を鍛えるような要素を取り入れた体操教室を利用することも一手かもしれません（ピラティスの記載に関しては、スポーツ栄養クリニック代官山の武田淳也先生にご協力をいただきました）。

　また、実際に骨盤底筋の筋肉がきちんと収縮しているか、機器を使って膣圧や肛門圧を測定して、どのやり方が最も圧が高まるようになるかを指導しながら、以降の訓練に結び付けるバイオフィードバックを行う施設も増えてきました。

■ 男性の場合はこうする

　骨盤底筋訓練のターゲットは女性であることが多いです。実際、本稿でも女性を前提に説明してきましたが、これは、骨盤底筋訓練の最も効果が期待できる疾患が腹圧性尿失禁であり、それが女性に多く見られる疾患だからです。しかし、過活動膀胱は男性にも多く見られる疾患であり、過活動膀胱に対して、男性の場合でもゆっくり収縮させる筋肉（遅筋）を鍛えることが有効であることがわかってきました。また男性でも、前立腺全摘

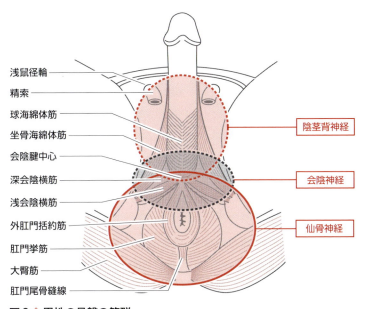

図2◆男性の骨盤の筋群

徐術後の腹圧性尿失禁などの疾患も増えており（手術によって漏れるようになった、漏れるのは「オレのせいじゃない」、と訓練するモチベーションが上がらない最たるケース）、骨盤底筋訓練の果たす役割は大きくなっています。

　男性では、図2のように、女性にはあまり役割がない**陰茎背神経による尿禁制機構**が存在しますので、女性と比べて、追加でこの神経系を利用した筋訓練が必要となります。陰茎背神経を利用した骨盤底筋訓練は、2つ考えられます。まず亀頭部を圧迫（squeeze）すると、その刺激が陰茎背神経を介して、仙骨神経S2-4を介する反射弓により、球海綿体筋・外尿道括約筋・肛門括約筋を一括に収縮させる働きがあります。また大腿内側を鉛筆などで下方から上方へ擦過すると、感覚神経である陰部大腿神経の分枝が刺激され、L1-2の脊髄反射を介して腸骨鼠径神経が作動されます。その結果、陰茎背神経が睾丸を挙上させ、同時に尿道・外尿道括約筋・

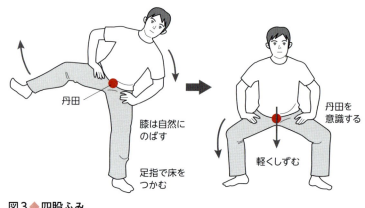

図3 ◆ 四股ふみ

膀胱を一括して収縮させると考えられています。これらの刺激反射を利用して、トレーニングを進めるのは合理的な方法です。

また、応用姿勢5や四股ふみ（図3）は、尿道を締めるのに必要な男性特有の挙睾筋を鍛えるのに重要な大腿内側の筋肉を収縮させます。骨盤底筋と一緒に鍛えることができるので、きわめて効率的と言えます。男性では、「尿を途中で止める」「オナラを我慢する」感覚とは別に、**「精巣を胃袋の方向に引き上げる」**感覚を体感してもらい、トレーニングに組み入れてもらうことが重要となります。

参考文献

1) 田中純子：膀胱訓練・骨盤底筋訓練の実際とコツ．臨牀看護，33：193-199，2007
   - ▶ バイオフィードバックによる訓練も含めて、どんなときに始めるか、評価の方法、膀胱訓練との併用について、主に過活動膀胱の治療を目的とした骨盤底筋訓練について、詳説している。

2) 吉川羊子：女性の骨盤底筋訓練のポイントとコツを教えてください．「徹底ガイド 排尿ケアQ&A」（後藤百万, 渡辺順子/編），pp130-131，総合医学社，2006
   - ▶ フェミスキャンなどの機器を利用した非薬物療法に詳しい著者が、解りやすく説明している。

3）Culligan PJ, et al：A randomized clinical traila comparing pelvic floor muscle training to a Pilates exercise program for improving pelvic muscle strength. Int Urogynecol J, 21：401-408, 2010
- ▶ 62名の女性（尿失禁があるわけではない）に、ピラティスの運動プログラムにあるさまざまな姿勢をしてもらい、各々の姿勢での筋電図測定を行い、骨盤底筋の活動電位を調べた。本稿の応用姿勢5、6で最も高い活動電位が得られた。

4）武田淳也, 他：ピラティスおよびコアアライアンスによる体幹トレーニング. 臨床スポーツ医学, 30：1200-1208, 2013
- ▶ ピラティスの考案者であるCrawford医師との共同で、骨盤底筋の活動電位をさまざまな体位で測定して、効果的な姿勢と運動プログラムを検証している。

5）「排尿トラブル改善.com」（アステラス製薬）：http://www.hainyou.com

第1章 尿の回数が多い（頻尿）への対処

9 薬の使い分けと注意点

A 抗コリン薬とβ3刺激薬の作用機序

作用機序

　過活動膀胱は、副交感神経からのアセチルコリンの放出が増加することで、膀胱に分布するムスカリン受容体に過剰な刺激が伝達されるために起こります。ムスカリン受容体のサブタイプM2とM3では、図1のように膀胱に対する作用が異なり、M3は膀胱を収縮させ、M2はノルアドレナリンによる膀胱の弛緩を抑制します。

　抗コリン薬は、膀胱平滑筋のムスカリン受容体に結合し、ムスカリン受容体の機能を拮抗阻害（抗ムスカリン作用）することで、膀胱の収縮を抑制します。一方β3刺激薬はβ3受容体を刺激することで、膀胱を弛緩させます（図1）。

　また、抗コリン薬は求心性神経の活性化も抑制することで、過活動膀胱の尿意切迫感、頻尿および切迫性尿失禁を改善します（図2）。

　尿が溜まるなどして膀胱に伸展刺激が加わると、非神経性アセチルコリンが放出されます。そうすると、ムスカリン受容体を介してATPやNGFなどが放出されて求心性神経を刺激し、尿意を伝達します。過活動膀胱では膀胱のムスカリン受容体数が増加しているので、ATPやNGFの放出も増加することから、求心性神経が活性化しやすくなると考えられています。

　抗コリン薬がムスカリン受容体に結合することで、求心性神経の活性化

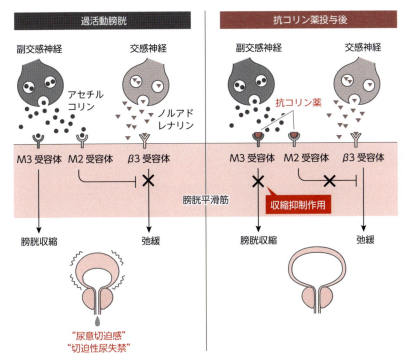

図1 ◆ 遠心性神経に対する抗コリン薬の作用
文献1を参考に作成

による尿意切迫感が抑えられると考えられます。

副作用

　ムスカリン受容体はさまざまな臓器に分布していて、抗コリン薬がそれらに作用すると副作用が発現します（**図3**）。**膀胱に多いM2、M3は、唾液腺や心臓、胃、食道、大腸にも多く分布**しており、抗コリン薬の副作用が出やすいと予想されます。実際、抗コリン薬の副作用としてよくみるの

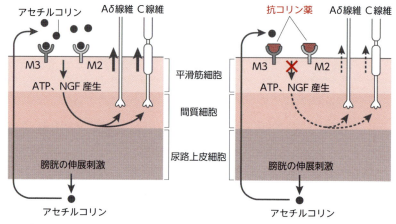

図2 ◆ 求心性神経に対する抗コリン薬の作用
文献1を参考に作成

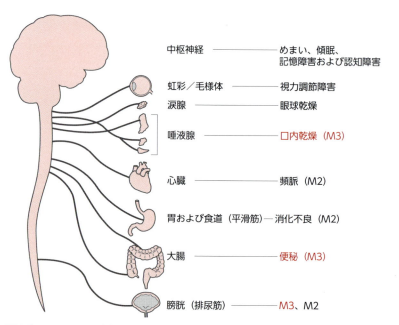

図3 ◆ ムスカリン受容体の分布と、予想される副作用

は口内乾燥、便秘で、M3が多く分布している臓器への副作用と考えられます。

なお、β3刺激薬は抗コリン薬と標的が異なるので、上記の副作用はみられません。また、β3受容体への選択性が高く、β3受容体の分布も膀胱に非常に多いので副作用は少ないとされています。

参考文献

1）吉田正貴，他：膀胱平滑筋の収縮機構．「過活動膀胱のマネジメント 改訂版」（西沢 理/編），医薬ジャーナル社，2007

第1章 尿の回数が多い（頻尿）への対処

9 薬の使い分けと注意点
B 過活動膀胱治療薬の使い分け

「のむ、あてる、はる」の選択

過活動膀胱（OAB）の治療では「のむ、あてる、はる」の選択が可能となりました。
つまり、治療法の選択肢は薬を飲むだけではなくなったのです。
のむ：飲み薬
あてる：干渉低周波や磁気刺激による理学療法
はる：貼り薬

干渉低周波

図1のように下腹部と腰部に2カ所ずつ、計4カ所に電極を貼り付け、異なる波長の低周波を交差させることで生じる「うねり」を利用して、膀胱の不随意の収縮を抑えたり、括約筋の強化を図ります。保険適応があり、1回50点で、3週間に6回を限度とし、その後は2週に1回算定できます。

磁気刺激

着衣のまま治療が受けられるのが特徴です。パルス磁場をコイルで発生させ、患者さんの体内で渦電流を生じさせ、骨盤底領域の神経（主に陰部神経）を刺激させることで、過活動膀胱の治療に効果を示します（図2）。

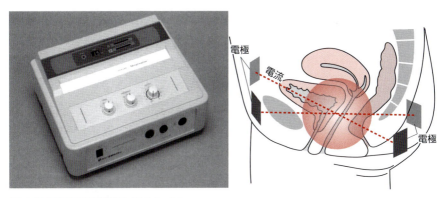

図1◆干渉低周波装置とそのしくみ
左は筆者の施設で使用している干渉低周波治療器「ウロマスター」(メディカル・タスクフォース社)

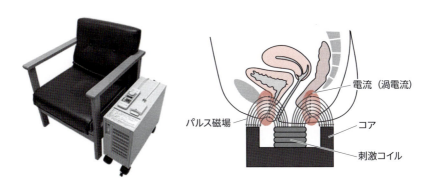

図2◆磁気刺激装置とそのしくみ
左は磁気刺激装置NicoWave(日本光電工業社)
日本光電工業社ホームページより引用

　診療報酬は1回70点で、尿失禁を伴う成人女性の過活動膀胱患者に対して、1週間に2回を限度とし、6週間を1クールとして、1年間に2クールに限り算定できます。ただし、施設基準として5年以上の泌尿器科の経験または5年以上の産婦人科の経験を有する常勤の医師が併せて2名以上配置されていなくてはなりません。

貼り薬

　抗コリン薬のオキシブチニンは、内服では以前から販売されていましたが、口内乾燥などの副作用が出やすく、後発の改良型の抗コリン薬に使用機会を奪われていました。一方、有効成分を貼付剤としたものが、ネオキシテープとして発売されています。これは有効成分が経皮からゆっくり吸収されるため、血中濃度の急激な上昇がなくなり、口内乾燥や便秘などの副作用が少ないのが特徴です。また内服ができない人や薬を飲むのを嫌がる場合に使用できるようになりました。テープに日付を記載することで、介護をしている場合などは、薬剤の重複使用や投与し忘れを容易に見分けられるなどの利点もあります。ただし、貼付部位の肌荒れなどが生じるのは、内服にはなかった副作用であり、貼る部分への保湿剤などの軟膏処置が必要な場合もあります。

治療薬ガチンコ勝負

　2015年に改訂された「過活動膀胱診療ガイドライン 第2版」には、**抗コリン薬と β3刺激薬**が、推奨グレードとともに掲載されています[1]。でも、どれもAです。これじゃ、どれを使っていいのかわからないですね。この薬が効かなければこっちの薬、という選択方法の目安がありません。そこで、どの薬がどの薬に勝るのか？ 今までの論文を調べてみると、比較のやり方でずいぶんと変わることがわかります。

システマティック・レビューという方法

　プラセボをコントロールとする臨床試験でのデータをもとに、各薬剤の優劣をつけたものには欧米・日本と3本の有名な論文があります[2)～4)]。そのうちの1本のデータから日本で使われている薬剤だけを抜き出してグラフ化してみたのが図3で示した論文です[2)]。またBuserらは、システマ

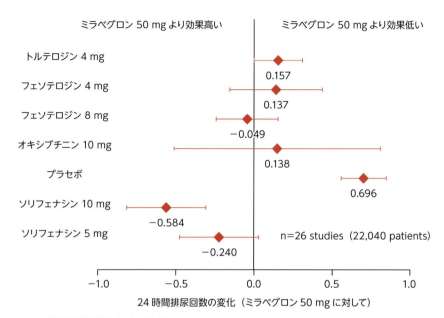

図3 ◆ 過活動膀胱治療薬の比較
文献2より

ティック・レビューをさらに多角的に評価して、効果と副作用の2点を同じグラフのなかに表現できるtrade-off評価を行っており[5]、図4は他の薬との評価の比較が一目でみられる点で画期的なグラフと言えます。

薬剤の選択には、これらの図を見るとわかるように、より強い効果を求めれば、その分副作用の発現も増えることを念頭に置くことが必要です。図4のtrade-off lineの左側にくる薬剤を下から順に使用する手もあります。

薬剤同士（いわゆるガチンコ勝負）での比較

これは、実際に比較した試験の論文を読んでみて、効果の面での優劣と副作用の面での優劣を別々に、スポーツの総当たり戦に見立てて表にして

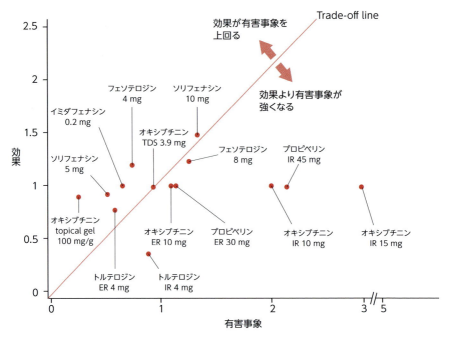

図4 ◆ 各抗コリン薬の効果と副作用のtrade-off評価
効果、有害事象はオキシブチニンTDS 3.9 mgを1としての比較。
topical gel：局所ゲル（ネオキシテープより含有量多い）、IR：immediate release（速放性）、ER：extended release（徐放性）、TDS：transdermal system（テープ）
文献5より引用

みました（**表1、2**）。

　参考にした論文は、インパクトファクターが高い・低いによらず、外国の論文では結論がはっきりしたものを、日本の論文では排尿障害に造詣の深い先生のグループの試験を中心に合計34編を選びましたが、すべての過活動膀胱の臨床試験が網羅されているわけではありません。

　発売年の古いプロピベリンの成績が悪いのは、あとから開発された薬剤との比較試験が多いためであり、効果では引き分け、副作用では劣るという結論が多くなりました。効果の強さと副作用の少なさで、多くの比較（対戦）があって、勝率もいいのは、ソリフェナシンやトルテロジンです。

表1◆過活動膀胱治療薬の「効果」の比較

	プロピベリン	ソリフェナシン	トルテロジン	イミダフェナシン	ミラベグロン	
プロピベリン		△△△△△△△	△×	△△△		11分 1敗
ソリフェナシン	△△△△△△△		○○△△△△△×	○△△△△×		3勝 19分 3敗
トルテロジン	○△	○△△△△△△×		○△	△	3勝 9分 2敗
イミダフェナシン	△△△	○○△△△△△×	△×			2勝 11分 2敗
ミラベグロン			△	△		2分

表2◆過活動膀胱治療薬の「副作用」の比較

	プロピベリン	ソリフェナシン	トルテロジン	イミダフェナシン	ミラベグロン	
プロピベリン		△△××××	△	××××		3分 9敗
ソリフェナシン	○○○○○△△		△△△△△△△	○△△△××××		6勝 14分 6敗
トルテロジン	△	△△△△△△△△		△×	×	10分 2敗
イミダフェナシン	○○○○	○○○○○○△△△△△	○△		××	11勝 5分 3敗
ミラベグロン			○	○○		3勝

副作用が少ない方を勝ちと判定

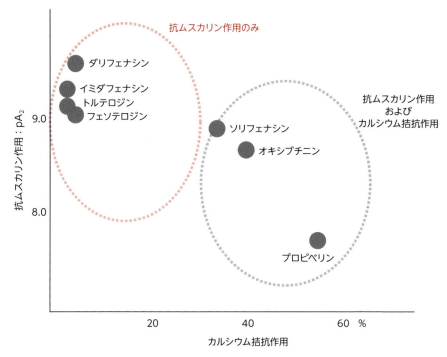

図5 ◆ 各種抗コリン薬の抗ムスカリン作用とカルシウム拮抗作用の関係
pA_2が高いほど、抗コリン作用は強い。カルシウム拮抗作用はジルチアゼム（圏ヘルベッサー）のもつ作用を100％とした比較。

しかも、お互い同士の比較では、拮抗した結果を示しています。最も発売の遅いミラベグロンは、図4で基準とされたオキシブチニンやプロピベリンとの比較試験はありません。その代わりガチンコ勝負でプロピベリンより副作用が少ないとされるイミダフェナシン（4勝）との比較で2勝していますので、より副作用は少ないと考えていいのかもしれません。

■ 薬理学的特性で使い分ける

　薬剤のもつ薬理学的特性で、効果の出なかった場合には、別の特性の薬剤に切り替えようとするやり方です。

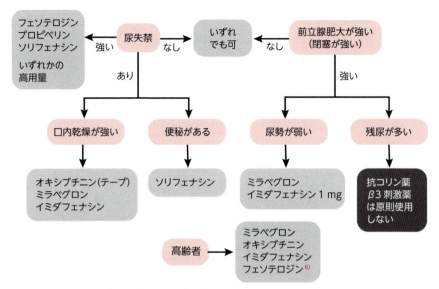

図6 ◆ 抗コリン薬とβ3刺激薬の使い分け
PDE5阻害薬（タダラフィル）などは別の作用機序として検討してよいかもしれない。

　抗コリン薬は、アセチルコリンが標的の受容体（ムスカリン受容体）に作用するのに競合して、膀胱の不随意の収縮を抑えるなどするため過活動膀胱の治療に用いられます（第1章-9A参照）。ところが標的とする受容体のサブタイプも多少違い、また膀胱の平滑筋にはカルシウム受容体による弛緩作用も存在します。そのため薬剤切り替えの際にはサブタイプ選択性の違うものにするという選択肢（第1章-10A参照）と、図5のようにカルシウム拮抗作用を有する薬剤と純粋に抗コリン作用のみをもつグループを意識した変更もあるかと思います。

　以上の薬剤比較をもとに、筆者が考えている使い分けを模式的に表したものが、図6です。高齢者に適するものとしては、血液脳関門（BBB）を通過しにくい分子量が大きいものが抗コリン薬として推奨されます（分子量については付録参照）。

　また、FORTA（Fit For The Aged）分類という考え方で、薬剤を評価

した論文で抗コリン薬で唯一Bランクになったのは、フェソテロジンのみでした（他はCランク）[6]。65歳以上に限定した臨床試験での結果でランク分けしていますので、高齢者に適した薬剤比較試験が増えることが望まれます。

　上記の3点から薬剤の選択をすると、無駄の少ない薬剤の使い分けができる可能性が高くなります。 なお、治療前から、口内乾燥が強い・便秘がひどい場合は、抗コリン薬の副作用が強く懸念されますので、β3刺激薬を使用するのが無難と考えます。

参考文献

1) 「過活動膀胱診療ガイドライン 第2版」（日本排尿機能学会，過活動膀胱診療ガイドライン作成委員会/編），リッチヒルメディカル，2015

2) Maman K, et al：Comparative efficacy and safety of medical treatments for the management of overactive bladder: a systematic literature review and mixed treatment comparison. Eur Urol, 65：755-765, 2014
   ▶ 2000年から2013年まで、査読のある雑誌に掲載されたミラベグロンと各種抗コリン薬のランダム化比較試験2,928編のうち、薬剤の優劣の比較に適した44編の論文の結果を、主にミラベグロンとの比較で薬剤の有効性を判定した。

3) Chapple CR, et al：The effects of antimuscarinic treatments in overactive bladder: an update of a systematic review and meta-analysis. Eur Urol, 54：543-562, 2008
   ▶ 2007年までに論文化された過活動膀胱の臨床試験500のうち、メタアナリシスに適した73論文を選んで解析したもの。継続率と有害事象の発生率で薬剤の優劣を比較した。継続率は、ソリフェナシン＞トルテロジン＞プロピベリン＞オキシブチニンであった。

4) 山口脩, 他：日本人過活動膀胱患者における過活動膀胱治療薬の有効性と安全性：プラセボ対照無作為化比較試験のメタ解析. 泌尿器外科, 27：1731-1744, 2014
   ▶ 日本人を対象としたプラセボ対象無作為化比較試験10試験（8,732例）のメタ解析を行った。抗コリン薬は排尿回数の有効性指標が高い薬剤ほど口内乾燥・便秘と発現率が高い傾向がみられたが、ミラベグロンは、抗コリン薬の排尿回数の有効性とほぼ同等で、口内乾燥・便秘の発現率はプラセボと差がないことが示唆された。

5) Buser N, et al：Efficacy and adverse events of antimuscarinics for treating overactive bladder: network meta-analyses. Eur Urol, 62：1040-1060, 2012
    ▶ インターネットを用いて各種抗コリン薬の比較を、オキシブチニンTDS（テープ）を基準として、有効性は76試験38,862人のデータを、有害事象に関しては90試験39,919人のデータを比較した。最後に総合的に判断するtrade-off線を作成し、その直線の左右に各薬剤を位置付けることで、より効果が強くて副作用が少ないなどの客観的な評価を行った。

6) Oelke M, et al：Appropriateness of oral drugs for long-term treatment of lower urinary tract symptoms in older person: results of systematic literature review and international consensus validation process (LUTS-FORTA 2014). Age and Aging, 44：745-755, 2015
    ▶ 下部尿路症状に用いる16種類の薬剤について、A：安全（absolutely）、B：よい（beneficial）、C：注意して使用（Care）、D：使わない方がいい（don't）に分類。65歳以上の患者さんについての有効性を論じた比較試験の論文を調査対象としている。835編の論文で、調査の目的にかなった25試験を採用した。その結果、Bには5α還元酵素阻害薬の2種類とフェソテロジンがランクされ、他の抗コリン薬やβ3刺激薬はCであった。

第1章 尿の回数が多い（頻尿）への対処

9 薬の使い分けと注意点
C 「とりあえず、抗コリン薬」が招く、恐ろしい結末とは…

　過活動膀胱に有効な薬剤は、抗コリン薬やβ3刺激薬など、近年たくさん登場してきました。そのなかでも抗コリン薬は上手に使用すれば、たいへん有効な薬剤ですが、**使い方を間違えるととても悲惨な結果が待っています**。以下によくあるケースをあげましたので、使用する際に注意してください。

使用量が多かったケース

　抗コリン薬の使用のコツは、「**開始時は少量から**」が、『はじめの一歩』です。
　抗コリン薬の副作用によくみられる口内乾燥は、開始直後にみられることが多いことから、少量から開始するのが、副作用発生のリスクを減らすためにも有効です[1]。
　口内乾燥の他にも、便秘、眼のかすみなどが強くなって、内服継続を断念するケースが増えます。いきなり高用量で処方開始すると、それらの症状が出やすくなります。少量から開始すれば、それらの症状への慣れも期待できます。「少量から開始」は、治療の原則です。「いきなり、『パッ』と治るなんてことは期待しないでください」と患者さんにも説明をすることが大事です。

副作用の説明を怠ったケース

　口内乾燥や便秘は5～30％の患者さんで生じる可能性がありますから、処方の際にこれらの有害事象が起こりうることを説明しておかないと、排尿症状が改善することを期待していたのに、「何にも効かない」「副作用ばかりで、ひどい目に合った」などと、次の診察にも来院せず、「あのクリニックは、大事なことは説明してくれないの！」なんて言う評判を立てられるかもしれません。

　しかし、処方の際に、あまり副作用のことを詳しく説明すると、患者さんが不安になって、かえって副作用症状が出やすくなるケースもあります。この場合、あらかじめ、抗コリン薬特有の口内乾燥、便秘、目のかすみなどについて、①内服前に、そうした症状がないか確認、②もしあれば、そうした状況は内服して2週から4週がピークとなるが、徐々に症状が軽くなることが多いことを説明、③もし、内服前には口内乾燥などの症状がなくても、「3割くらいの方は口が渇くのを自覚することになりますが、徐々に慣れてきてあまり困らなくなります」などの説明をしておくと、患者さんもそうした症状の発現に対して、少し寛容になると思われます。

　④院外処方の場合、口内乾燥の説明を医師がしたら、便秘の説明は薬剤師がする、といった**分業制度**にしておくと、同じ説明を何度も聞かなくて済む利点もあります。何度も同じことを別の人から聞くと、「さっき聞いたよ」と感じて、そのほかの大事な説明に対して注意が散漫になりますし、患者さんには、「そんなに副作用が出やすいなら、飲みたくないなぁ…」という心理が芽生える可能性もあります。手術前のインフォームドコンセントで、合併症の可能性のあることをすべて説明受けると、よけいに心配になるのと似ています。そんな状況を避けるためにも、院外薬局のスタッフとあらかじめ相談しておき、処方箋に「○○の説明、ヨロシク」といった付箋をつけて、説明を薬剤師さんに依頼する方式にしておけば、患

者さんへの短時間で、十分な説明が期待できます（第1章-9E参照）。

患者の訴えに惑わされたケース

「ひどい頻尿で出すぎて困る」という訴えを聞くと、頻尿の薬をと考えて抗コリン薬を処方したくなります。1時間程度の頻尿なら、膀胱容量が小さくなっていて、排尿間隔が短くなっていることも考えられますが、5分とか10分おきの少量の排尿となると、**尿閉に近い状態で、尿があふれて排尿している可能性があります**。このようなケースの方が、実際には多いかもしれません。

こうした、**尿閉に伴う溢流性尿失禁の状態に、抗コリン薬を処方したら、大変です**。わずかに排尿筋が働いて尿排出できていたのを、抗コリン薬でさらに弛緩させるので、完全尿閉になるか、さらにひどい頻尿になるか、垂れ流しの状態になるかのいずれかです。「あのクリニックで、あの薬出されたんで、酷い目にあった」と、これも悪評判を立てられそうです。「まずは残尿測定」ですね。

他科でも抗コリン薬が処方されていたケース

喘息でチオトロピウム（商スピリーバ）、胃炎症状でジサイクロミン（商コランチル）などがすでに処方されていた場合に、過活動膀胱と診断して抗コリン薬を処方すると、**効果が出にくく、副作用が強く出る**ケースがあります。さらに、**抗コリン薬中毒**となり、活気がなくなったり、うつのようなせん妄状態になったり、ひどい便秘を呈するケースもあります。

このようなケースでは、患者さんに「尿が漏れるのが（回数が多いのが）、他の疾患の重症度より優先されるかどうか」を質問し、例えばチオトロピウムが、抗コリン作用のないステロイド系の吸入に変更できるなら、

薬剤変更をお願いするなどの手があります。

参考文献

1) 影山慎二，他：OAB患者における抗コリン薬治療時の口内乾燥感に関する検討．新薬と臨牀，59：805-811, 2010
    ▶ 過活動膀胱の治療にイミダフェナシン、ソリフェナシン、トルテロジン、プロピベリンをランダムに使用し、その臨床効果と口内乾燥感について検討した。抗コリン薬の使用量は、通常量より少ない量でも、十分な効果が得られる。それに対して、口内乾燥感は使用量が少なければ減ることが示された。

第1章 尿の回数が多い（頻尿）への対処

9 薬の使い分けと注意点
D 治療でどれくらい改善する？
患者にも伝わる指標

　過活動膀胱の治療により、どれくらい症状が緩和するのかがわかれば、医療機関を受診する人は増えるかもしれません。OABSSのスコア（第1章-4参照）が○点から▽点になったと言っても、あまりピンときません。患者さんの満足度も、人それぞれです。夜の排尿回数が3回→2回に減っただけで、とても楽になったと感じてくれる人がいる一方、0回にならないと満足されない人もいます。

　自験例で、OABSS以外の指標で、抗コリン薬の効果を評価しました。1つはVAS（visual analogue scale）スケール。もう1つはOABSSと同じ質問項目を困窮度と絡めて評価する、OAB-Botherという質問票による評価です。

VASスケールによる評価

　抗コリン薬による過活動膀胱の症状の推移を、VASスケールで評価する臨床試験を、少数ではありますが実施して結果をまとめました。検討した抗コリン薬は、プロピベリン、ソリフェナシン、トルテロジン、イミダフェナシンの4剤。現在の排尿状態をどう感じているか図1のような顔マークのVASを用いて治療の前後で評価してもらいました[1]。図2は、患者から得られたOABSSを縦軸とし、横軸にはVASをプロットすると、よく相関

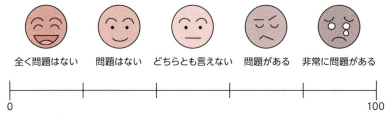

図1◆排尿状態を評価したVASスケール

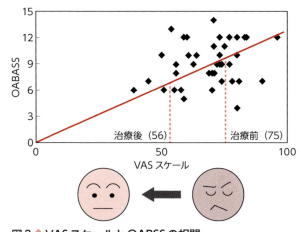

図2◆VASスケールとOABSSの相関

していることがわかります。

　結果としては抗コリン薬の治療によってVASは平均75点から56点と改善しました。これは、OABSSで示される治療の効果がVASで示される顔マークで表せば、「むっつり顔」が「普通の顔」になったという変化と言えます。この程度の改善が、過活動膀胱の薬物療法では期待できると言ってよいでしょう。

OAB-Bother 質問票による評価

　OAB-Botherによる質問票（図3）を用いてソリフェナシン（圖ベシケア）の効果を評価する臨床試験を行いましたが、OABSSの評価に比べて、よりQOLに基づいた評価ができて、薬の効果がより患者さんの満足度に沿った形で評価できました。それによれば、過活動膀胱による困窮度が平均でどちらとも言えない程度の状態が、抗コリン薬の使用により、あまり問題がないという状況にまで改善します[2]。

　あらかじめ、治療によってよくなる程度を、患者さんに知ってもらっていると、予想以上に改善した場合に、感謝されることもあります。
　過活動膀胱の診療は、保険診療で行われます。過活動膀胱の有病率は、高齢者ほど多く、高齢者ほど他の疾患も抱えており、治療のための多剤併用がいたるところで問題になっています。過活動膀胱の治療は1種類で通

次の症状についてどのように感じていらっしゃいますか	0	1	2	3	4	5	6
昼間の排尿回数が多い	全く問題はない	問題はない	あまり問題はない	どちらとも言えない	やや問題がある	問題がある	非常に問題がある
夜間の排尿回数が多い	全く問題はない	問題はない	あまり問題はない	どちらとも言えない	やや問題がある	問題がある	非常に問題がある
急に尿がしたくなり、我慢が難しいこと	全く問題はない	問題はない	あまり問題はない	どちらとも言えない	やや問題がある	問題がある	非常に問題がある
急に尿がしたくなり、我慢できずに漏れること	全く問題はない	問題はない	あまり問題はない	どちらとも言えない	やや問題がある	問題がある	非常に問題がある

図3 ◆ OAB-Bother
OAB-Bother質問票はOABSSの4つの質問に対応したもので、各項目の困窮度合いを0～6点までの7段階で評価するものである。
文献2より引用

常行われます。しかし、難治性の場合、作用機序の異なる抗コリン薬にβ3刺激薬を追加することもあります[3]。副作用の面でもいろいろ問題もあるかと思いますので、**多剤併用は専門医に任せるのが無難です。**

参考文献

1) 影山慎二, 他：OAB患者における抗コリン薬治療時の口内乾燥感に関する検討. 新薬と臨牀, 59：805-811, 2010
2) 影山慎二, 吉田正貴：女性過活動膀胱に対する抗コリン剤による排尿症状の推移とQOLの変化について：Bother質問票を用いた検討. 泌尿器外科, 25：361-368, 2012
    ▶ OABSS質問票は、頻度だけで各項目を3～5段階に分けているのに対して、Bother質問票は、頻度による困窮度を6段階に分けているので、質問する項目における困窮度が詳細にわかり、特にQOL疾患に対する薬剤の評価には有用なツールとなることを証明した。
3) Ogawa Y, et al：A pilot study of mirabegron added to solifenacin in the treatment of overactive bladder. Pelviperineolgy, 32：52-54, 2013
    ▶ ミラベグロンは、発売当初抗コリン薬との併用は、安全性の配慮から推奨されていなかった。抗コリン薬にミラベグロンを追加して、過活動膀胱の症状が改善し副作用は増えなかった、という本邦ではじめての臨床試験の報告。

第1章　尿の回数が多い（頻尿）への対処

9　薬の使い分けと注意点

E　上手に薬の副作用を説明するコツは？
治療満足度、継続率を上げるために

　薬の副作用について、内服前に説明しておくことはとても重要です。
　しかし、起こりうる副作用についてすべて細かく説明すると、患者さんは「そんなにたくさん説明されると、副作用が起きるのが普通のように感じる」と、内服するのをためらうことも少なくありません。
　では、どのように説明するのが適当でしょうか。

患者さんの今の状態を聞いてみる

　抗コリン薬の副作用については、①口内乾燥感、②便秘、が最も多いものです。これらに関しては、発症頻度からしても、**内服前に説明することは必須**です。でも、説明のしかたによって、患者さんの受け取りかたはかなり異なってきます。
　図1および自験例のデータ（図2）によると、口内乾燥は抗コリン薬を内服する前から、年齢や合併症により、すでに多少の症状が存在していることが少なくありません。このあたりが説明の勘所で、
　「今、口が渇くことがありますか？」
　「朝起きたときに、口がカラカラになることがあります」
　「そうでしたら、その感じが一時的に少し強くなることがあるかもしれません」

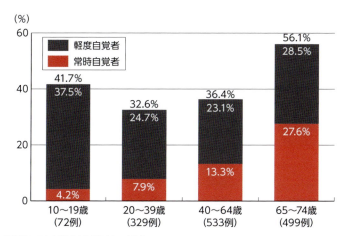

図1 ◆ 年齢別の口内乾燥自覚者の割合
口内乾燥感の常時自覚者の割合は、年齢が上昇するほど高い傾向を示した。
自覚症状はアンケート〔自覚症状なし、ときどき・少しある（軽度自覚者）、ある（常時自覚者）と回答〕により調査。
文献1より

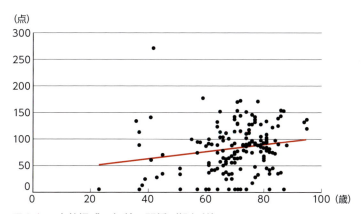

図2 ◆ 口内乾燥感と年齢の関係（投与前）
Spearman's 相関係数：0.2202（p = 0.0045）
縦軸は、VASスケールで口内乾燥を300点満点で評価した。

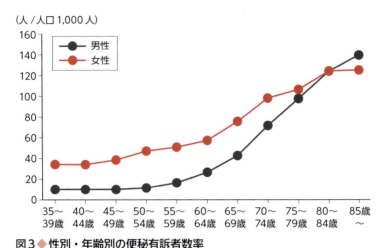

図3 ◆ 性別・年齢別の便秘有訴者数率
便秘の有訴者数の割合は、年齢が上昇するほど高い傾向を示した。
文献2より

くらいの説明をしておきます。つまり、いきなり副作用の説明として話すのではなく、**現在の患者さんの状態に対する問診を入口に説明します。**

　また、年をとるほど、口の渇きは若い人に比べて強くなる傾向があります。「過活動膀胱の薬を飲んで口内乾燥が強くなることがありますが、2週間を過ぎれば徐々に慣れてきますので頑張って継続してください」とすれば、患者さんもある程度の口内乾燥は覚悟して内服してくれます。このあたりは、行列を覚悟して入園したディズニーランドでは、待ち時間もある程度は覚悟できるのと似ています。わかっていれば、生じた副作用は弱く、あるいは中止するほど気にならないことが多くなります。これは、次の便秘に関しての説明でも同じことが言えます。

　便秘に関しても、高齢者になるほど、有病率は上がります（図3）から、あらかじめ、今の便通の状態や便の形状を聞いておき、内服後にどうなったかを質問するだけでも、内服薬の継続率は上がると考えられます。

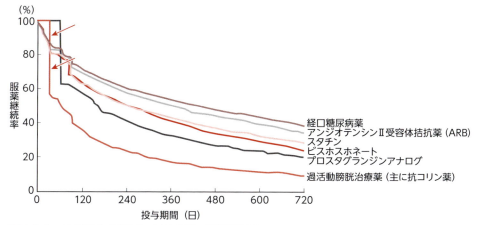

図4 ◆ 6つの慢性疾患領域における薬の服薬継続率
各種治療薬のなかで、過活動膀胱治療薬の服薬継続率が最も低かった。
文献3より引用（→は筆者により追加）

継続率は服薬初期に激減

　抗コリン薬の継続率が図4のように低下するのは、このような副作用に対する説明不足が原因になっているのかもしれません。特に、過活動膀胱の治療薬の服用初期に100％から50％台に垂直に低下している部分（→）は、**効果がなくて中止したというよりは、医師が考えている以上に副作用で中止しているケースが多いと考えられます**。この脱落をいかに防ぐかが、過活動膀胱の薬物治療の大きなポイントでもあります。図5は過活動膀胱治療の満足度を泌尿器科医、内科医、患者別に調査したものですが、泌尿器科医や内科医に比べて、満足していない率が患者で多いのも、薬の効果はあるものの副作用がなんとなく気になって、継続していないことによるのかもしれません。**処方したあとも**
①効果をきちんと問診すること
②副作用の有無について問診すること
は、処方する際の副作用の説明同様に大切なことと思われます。

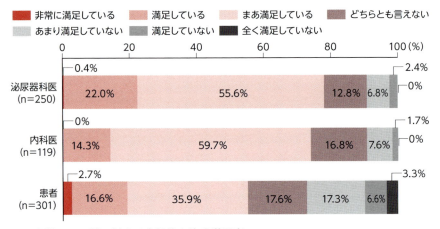

図5 ◆ 抗コリン薬に対する全般的な治療満足度
抗コリン薬に対して3割近くの患者さんは満足していなかった。
文献4より改変して転載

説明を分業してみては？

　なお、説明をし過ぎないための対策として、院外薬局で処方する場合は、医師の説明と薬剤師の説明が重複しないように、あらかじめ分業して、医師からは口内乾燥、薬剤師からは便秘についての説明をしてもらうなどの取り決めをしておくといいのかもしれません（第1章-9C参照）。

参考文献

1) 「厚生労働省・厚生科学研究費補助金　長寿科学総合研究事業『高齢者の口腔乾燥症と唾液物性に関する研究』平成13年度総括・分担研究報告書」（柿木保明, 他), p19, 2002
2) 「平成19年国民生活基礎調査第2巻全国編（健康，介護）」（厚生労働省大臣官房統計情報部), p292, 2009
3) Yeaw J, et al：Comparing Adherence and Persistence Across 6 Chronic Medication Classes. J Manag Care Pharm, 15：728-740, 2009
4) 吉田正貴, 他：泌尿器科・一般内科医および患者における過活動膀胱治療の認識. 泌尿器外科, 25：2425, 2012

第1章　尿の回数が多い（頻尿）への対処

9　薬の使い分けと注意点

F　オススメの漢方は？

　西洋医学では病名を診断して、それに対応する薬剤を処方します。漢方では本人の自覚症状や体力や体質などにあった処方を使用します。そのため、病名は違っても同じ漢方薬が使用されることがしばしばとなります。体力や体質については、「証（しょう）」という漢方独自の用語で、虚（きょ）、実（じつ）、陰（いん）、陽（よう）といった、病人が示す差、さまざまな状態（＝特徴）を見極めて、漢方薬を選択します。なかなか、この４つの分類を鑑別して選択することは難しいのですが、症状は同じでも「証」が違うと、異なった漢方薬が処方される可能性があります。過活動膀胱は、症状・症候群ですから、症状にあわせた漢方薬の適応する疾患とも言えます。もちろん、抗コリン薬やβ３刺激薬などが第一選択とされますが、副作用などがあってそれらが使用できない場合や、効果が不十分な状態では、漢方薬を追加する形で使用するケースがよくあります。

　過活動膀胱によく使用されるのは、八味地黄丸（はちみじおうがん）と牛車腎気丸（ごしゃじんきがん）です。牛車腎気丸は八味地黄丸に牛膝（ごしつ）と車前子（しゃぜんし）が追加されており、少し痛みがあったり、むくみっぽい方には、牛車腎気丸の方が適しています。

　細菌尿がなくても、頻尿などの不定愁訴が続く場合には、図のように症状の強弱と体力の強弱によって使い分けをするとよいとされています。猪苓湯（ちょれいとう）は、泌尿器科領域の疾患で、一番広く使用される漢方薬です。頻尿、

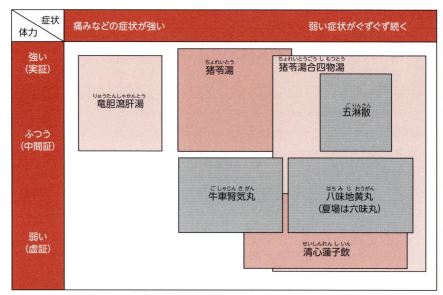

図 ◆ 尿路不定愁訴の漢方治療
文献1より改変して転載

　残尿感、血尿などの排尿異常に使用され、特に尿路結石の自然排石を促進させる利尿作用を有し、排尿痛を和らげる効果など、使用できる症状も多岐にわたります。一方、胃腸の弱い方には、少し不向きと言えます。範囲が重なっているものがいくつかありますが、より小さな四角の範囲で効果を示す漢方薬を優先的に使用するほうが無難です。

　冷えが強い頻尿の場合には、真武湯や当帰四逆加呉茱萸生姜湯なども効果を示すことがあります（間質性膀胱炎にも効果あり）。昼間のみの頻尿で夜間は排尿のために起きることはないなど、**心因性の頻尿**が疑われる場合は、清心蓮子飲が有効な場合があります。**排尿筋力の低下や膀胱瘤、子宮下垂などの性器脱を合併**した頻尿には、補中益気湯が効果を示す場合もあります。

　腹圧性尿失禁には、尿道を締める作用のある「麻黄」を含んだ葛根湯

や骨盤底筋の緊張を高める補中益気湯、女性ホルモン作用を有する当帰芍薬散などを用いることがあります。

　男性の慢性前立腺炎による頻尿には、竜胆瀉肝湯が効果を示す場合があります。むくみっぽい場合には、桂枝茯苓丸などうっ血改善効果をきたすもので、効果を期待します。

参考文献

1)「からだにやさしい医療　漢方の目で見る排尿とからだの病気」(石橋　晃，守殿貞夫)，p9-11，APOGEE，2003

第1章 尿の回数が多い（頻尿）への対処

10 抗コリン薬を使っても、効果がなかったら
A 薬を変える？

薬の変え方には、コツがあります。
それは、**薬の特性をある程度知っておくこと**です。

抗コリン薬にも成分によって、少し違いがあります。それは抗コリン薬が抗コリン作用を示すための標的であるムスカリン受容体は数種類あり（サブタイプとよばれるもの）、抗コリン薬ごとに標的とするサブタイプが異なるからです（付録参照）。その他にも薬理学的特性の違いがあり、効果や程度も異なります（第1章-9B参照）。

それと、降圧薬のカルシウム拮抗薬がすべて同じように効果を示すわけではないのと同様に、人によって効き目には差があります。それは、人によってこのムスカリン受容体の分布に差があるからです（耳下腺ではその差は少ないが、膀胱では受容体のサブタイプはかなり異なる図1、2参照）。各抗コリン薬の特徴（第1章-9B、付録参照）をふまえて、切り替える薬を考えます。場合によっては、β3刺激薬や理学療法など他の治療法も選択肢の1つとして考えてもいいかもしれません。

では、その切り替えのタイミングは、どうか？ 薬剤の効果が処方してからどの程度で出てくるか、副作用はいつごろ出てくるかを念頭に置く必要があります。

筆者が仕事をしている静岡市近郊の泌尿器科医30名と非泌尿器科医30

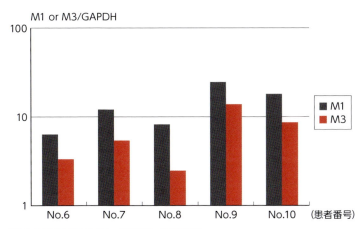

図1 ◆ 定量RT-PCR：唾液腺（耳下腺）
耳下腺：M1/M3の比率は、ほぼ一定で2.27：1。
山梨大学医学部附属病院泌尿器科 武田正之教授より提供

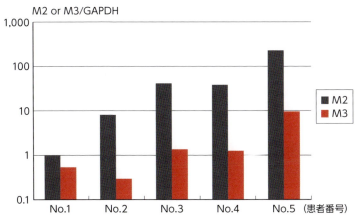

図2 ◆ 定量RT-PCR：膀胱排尿筋
膀胱：M2/M3の比率は、症例によって異なる。
山梨大学医学部附属病院泌尿器科 武田正之教授より提供

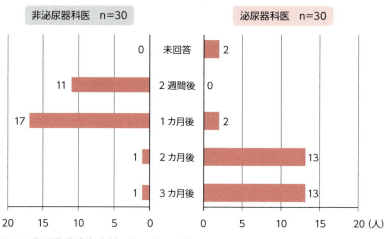

図3 ◆ 過活動膀胱治療薬の切り替え時期

名にアンケートをとる機会がありました。図3のデータは非泌尿器科医および泌尿器科医が行っている、効果の得られにくい場合の、次の薬への切り替え時期です。このデータをみると静岡地区の泌尿器科専門医は、**薬剤の効果が十分現れるのは、1カ月では早すぎで、2〜3カ月薬剤の効果が出てくるのを待つのがいいだろう**としていました。一方抗コリン薬の副作用は、通常2週間程度が最も強くなり、それ以降は徐々に慣れてくる傾向があります。ですから最初の2〜4週間は、低用量でまず薬に慣れてもらう。慣れたころに増量して、それでも効果がなかったら、2〜3カ月で薬剤の変更を考えるというのが極めて理にかなった方法と思われます。

待ったなしの外出。
最も効果のある頻尿の薬は…

　バルーン留置した患者さんが、尿意を強く訴える際に、インドメタシン（商インテバン）の坐剤が効果を示すことは、多くの臨床医が経験することです。NSAIDsに排尿に関係する作用があることは、古くから認められていました。

　ロキソプロフェン（商ロキソニン）は排尿に関する知覚神経にも影響を与え、EP1受容体に対する拮抗作用をもつため、排尿知覚も低下させます。同様の効果は、セレコキシブ（商セレコックス）にもあると論文報告があります[1]。

　鳥取大学（現高知大学）の齊藤源顕先生は、ロキソニン使用時の夜間尿量低下を報告しています[2]。

　以上の報告から、ロキソニンを使うと
① 夜間の尿量が低下
② 排尿反射の低下
③ 排尿の知覚域値の低下

　などの作用から、総合的に夜間頻尿を抑えると考えられます[3]。

　埼玉県の石井クリニックの石井泰憲先生は、2015年の日本排尿機能学会で、頻尿を短期間で抑えるのに最も有用なのは、抗コリン薬よりもロキソニンの方が有用であると報告しています[4]。

　外出の際には、ロキソニンを飲んでから出かけてもらうというのも一つかもしれません。

参考文献

1) Falahatkar S, et al：Celecoxib for treatment of nocturia caused by benign prostatic hyperplasia: a prospective, randomized, double-blind, placebo-controlled study. Urology, 72：813-816, 2008
2) Saito M, et al：Effectiveness of an anti-inflammatory drug, loxoprofen, for patients with nocturia. Int J Urol, 12：779-782, 2005

3）影山慎二, 金藤博行：なぜ、夜間頻尿にロキソニンが効く？（Medpeer 症例相談室）．日経メディカル, 2014 年 8 月 25 日号
4）石井泰憲, 他：頻尿で困る時に即効性に頓用予防できる薬剤の比較検討 —ロキソプロフェンが最も即効性で有用であった—．日本排尿機能学会誌, 26：191, 2015

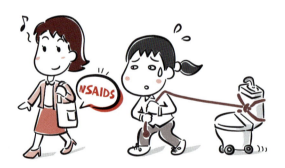

第1章 尿の回数が多い（頻尿）への対処

10 抗コリン薬を使っても、効果がなかったら
B 間質性膀胱炎かも…

過活動膀胱との類似点、相違点

　過活動膀胱と非常に似ている疾患に、間質性膀胱炎があります。ともに中年期以降の女性に多い疾患で、頻尿、尿意切迫感を訴えます。「1日中トイレにいられれば幸せだ」と答えた方もいます。トイレのない乗り物には乗れない。電車などでは、トイレがある車両なら乗れるが、「トイレに入ろうとする人がいると、まず自分が先にトイレに入らないと心配でならない」などの訴えは、頻尿症状のとても強い患者さんから、問診で聴取した実例です。

　これらの症状に加えて膀胱あたりの痛み、特に尿が溜まってきた際に恥骨上部の痛みを訴えた場合、間質性膀胱炎を強く疑います。**過活動膀胱は、おしっこが我慢できなくなると「漏らしてしまう」と答えますが、間質性膀胱炎では、「漏らす」より、「痛くなる」ことが、訴えとして多くなります。残尿感や排尿力低下の訴えがあることも多く、抑うつ的な状態である場合もある**のが、過活動膀胱ではみられにくい間質性膀胱炎特有の訴えです。

　過活動膀胱に比べて、罹病期間が長いのも特徴で、症状は季節や天気などに伴う変化がみられます（雨や寒いとよくない）。花粉症などのアレルギーが出る時期は、比較的症状が落ち着いていることも、よく経験します。

抗コリン薬では効かない

　過活動膀胱では、抗コリン薬やβ3刺激薬で症状が軽快することが多いのに対して、間質性膀胱炎は抗コリン薬やβ3刺激薬では、ほとんど改善がみられません（なぜかフェソテロジンだけは、少し効果がみられますが…）。

　尿所見では膿尿などがないにもかかわらず慢性膀胱炎（古い言葉では、膀胱カタル）と診断され抗菌薬の長期投与を受けていたり、過活動膀胱と診断され抗コリン薬の投与を受けていたりしますが、軽快せず、複数の医療機関を受診していることも多く見受けられます。何を処方しても改善しないために、いわゆるノイローゼと称して、精神科への受診を勧められた人も以前は多くいました。

　間質性膀胱炎は、診察した医師が、この疾患を疑わない限り診断できません。 最近では、インターネットの情報が多くなり、自分で「間質性膀胱炎かもしれない」と、排尿日誌を持参して受診される方も多くなりました（治療された方の口コミで、治療経験の多い施設を受診される方が増えています）。

診断と治療

　細菌性膀胱炎を除外し、抗コリン薬で軽快しない、治療抵抗性の頻尿、尿意切迫感、尿が溜まってくるにつれて増強する下腹部や会陰部の痛みや不快感があれば間質性膀胱炎を疑うべきだと考えます。

　間質性膀胱炎を疑った場合、（麻酔下に水圧拡張を兼ねた）膀胱鏡を施行します。ハンナ潰瘍という特徴的な所見、あるいは膀胱拡張時の特徴的な点状出血（五月雨状出血とよびます）を認めた場合、間質性膀胱炎の診断が確実となります。しかし、これらの所見がなくても、間質性膀胱炎と診断して治療を行うこともあります。ひどい痛みを伴っていれば、膀胱内

にリドカイン液を混ぜた生理食塩水を注入して（膀胱洗浄と同じやり方）、痛みが改善すれば、診断は容易です。

　間質性膀胱炎は病因が不明なこともあり、治療には難渋します。アレルギー性のものも関与しますので、頻尿症状を軽減させるためにも食事を含めた生活習慣の改善も重要です（第1章-7参照）。水圧拡張術、薬物療法（三環系抗うつ薬、ステロイド、スプラタストなど）を行いますが特効薬は今のところありません。

第1章 尿の回数が多い（頻尿）への対処

10 抗コリン薬を使っても、効果がなかったら
C 生理前なのかも…

　生理前になると、頻尿や排尿困難になる傾向にあります。
　20代から30代の女性で、頻尿で困ると受診される方に、よく問診すると生理の周期に関係しているかもと疑う方がときどきいます。仕事もまじめで生理休暇など取らないような方が多いです。残尿感や尿の勢いの低下を訴える方もいます。見た目は普通ですが、顔がむくみっぽくなると訴える方もいます。こうした場合、生理が原因で頻尿が起きることがあることを知っておく必要があります。

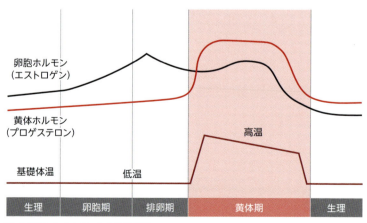

図◆黄体ホルモンと生理周期

生理前約10日から始まる黄体期に黄体ホルモンが上昇しますが（図）、黄体ホルモンには保水の作用があり、その影響で体は「水分」が溜まりやすい状態になります。

　水を溜めようという働きは「むくむ」という症状となり、組織では浮腫傾向が強い状態になります。一方血中では水分を溜めようとはせず、体外に排出しようとして頻尿になります。組織は膀胱の出口も含めて、むくむ傾向が出るので、頻尿傾向があるところに、排尿もしにくくなり、結果として残尿感や、尿の勢いの低下を自覚することとなります。

　黄体ホルモンの働きは、生理が始まるとすみやかに低下するので（図）、頻尿などの訴えは生理が来るとともに消えることが多くなることは、よく観察されます。

　また、生理に伴う生理痛は、子宮内膜が脱落する際に放出されるプロスタグランジンF2αにより、子宮筋が収縮し起きるとされています。プロスタグランジンF2αは排尿に働く作用があり、頻尿を呈することもあります。生理に伴う頻尿で、生理中に起こる場合は、プロスタグランジンが関与している可能性もあります。

　これらの症状は、膀胱の過活動によるものではないので、抗コリン薬などは効果がみられません。むしろ、むくみをとる漢方薬や排尿困難を改善するα遮断薬などが効果を示すことの方が多いので、注意が必要です。

第1章　尿の回数が多い（頻尿）への対処

11 健康食品は本当に効くのか？
患者さんにきちんと説明できますか？

ノコギリヤシは前立腺肥大症に効くのか

　雑誌や新聞で、「夜もスッキリ！」とか「夜何度もトイレに行っていたのが、起きなくてすむようになった！」というようなキャッチコピーの入ったノコギリヤシの広告を見たことがありませんか？夜間の頻尿（通常寝ている間に2回以上トイレで目が覚める）は、男性の加齢に伴って増加する前立腺肥大症にみられることの多い症状です。

　前立腺肥大症の症状を訴える患者さんに、多くの場合α遮断薬を使用すると思います。α遮断薬は、多くの臨床試験や審査を経てその薬の効果が実際に確かめられたものです。

　これに対して広告に出ている「ノコギリヤシ」は、α遮断薬のような処方箋医薬品とは異なる「健康食品」なのです。健康食品には、いわゆるサプリメントと呼ばれるものも含まれますが、病気に近い状態の人を対象とした臨床試験で健康上の効果があることを証明し、消費者庁が認めたものは特定保健用食品（通称「特保［トクホ］」）とよびます。さらに、2015年4月からは、有効性のある成分を含んでいることを証明すれば、機能性表示食品という、単なる健康食品より効果がありそうな表示をすることが、事業者の責任において可能となりました。消費者には、ますます難解となりました。誤解のないように書き加えますが、健康に対する効果というの

は、例えば血圧が高めの人によい食品であるという意味で、血圧が下がるという効果ではありません。

　上記以外の健康食品はそこまでの検査もしていないことが多く、「昔から肝臓にはウコンがいい、だからウコンを製品にした」というレベルのものがこの仲間です。「ノコギリヤシ」も、ヨーロッパの数カ国で医薬品として使用されているので、日本人でも効果があるだろうと、販売されているわけです。

　ノコギリヤシは、図1のような棕櫚(シュロ)に似た植物で、その果実の成分には古来から排尿障害を改善する作用があると信じられてきました。ヨーロッパの数カ国では、前立腺肥大症の治療薬として、実際に使用されています。しかし、日本人で使用した臨床データはありませんでした。**ノコギリヤシが本当に排尿障害に効果があるのか**きちんと調べてみようと考え、静岡県立大学薬学部薬物動態学教室（山田静雄教授、現 静岡県立大学薬食研究推進センター長）とかげやま医院（筆者の施設）の共同研究で調査を

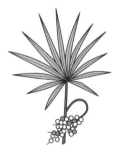

学名	*Serenoa repens*
科名、属名	ヤシ科シュロ属
原産地	北米大陸南東部
使用部位	果実
成分	遊離脂肪酸、脂肪酸エステル、ステロール

●ノコギリヤシ果実抽出液の薬理作用：*in vitro*

・5α-reductase の阻害
・アンドロゲン受容体への結合阻害
・抗炎症作用
・細胞増殖抑制作用
など

↓

前立腺肥大を抑制する作用が期待される

図1 ◆ ノコギリヤシとその果実の薬理作用

行いました[1]。

調査方法

　2016年現在、日本でノコギリヤシは20社くらいから販売されています。値段もまちまちです。今回、われわれが実際に患者さんに飲んでいただいたのは、キューサイ社が販売している「爽快・日常習慣」（2012年調査時）（図2）という健康食品内に含まれているものと同様のノコギリヤシ果実エキスを使用しました（製品に含まれる他の成分は含まない）。調査の方法も、いま日本で処方できる前立腺肥大症の治療薬と比べてどうかということではなく、現状ではそれらの薬に併用して健康食品を使用することが多いであろうと想定しました。前立腺肥大症の診断で、筆者のクリニックで1年以上継続してα遮断薬を内服していて、排尿状態が比較的安定している方10名に1カ月投与しました。その前後で、自覚症状の問診や内服後の印象ならびに排尿状態の検査を行って、ノコギリヤシの排尿状態への影響について調査を行いました。

形　状	ソフトカプセル
1日摂取量	ノコギリヤシ果実エキス 320 mg
補　足	ノコギリヤシ果実エキスは右記「爽快・日常習慣」（キューサイ社）に含まれるものと同様のものを使用 ※ただし、製品に含まれる他の成分は含まない 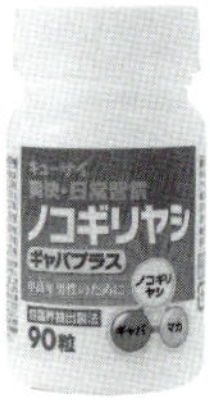

図2 ◆ ノコギリヤシの調査に使用したサンプル情報
製品写真：キューサイ株式会社より提供

調査結果

　10名の平均年齢は75.3歳。10名すべてが、ほぼすべて内服でき、途中での中止はありませんでした。内服している間に体の状態に変調は起きませんでした。前立腺の大きさは、エコーで計測したところ平均して47 mLとかなり大きめでしたが、1カ月間では変化ありませんでした。

　排尿状態については、
① 昼間および夜間の排尿回数
② 残尿感があるか
③ 2時間以内に何度もトイレに行くような頻尿があるか
④ 尿線が途中で途切れるか
⑤ 尿の勢いはどうか
⑥ 排尿を我慢するのがつらいか
⑦ お腹に力を入れないと排尿できないか
という7項目の排尿状態を35点満点で評価する、前立腺症状スコア（IPSS）を前後で答えていただきました（得点が高いほど状態は悪い）。そうするとノコギリヤシ内服で、15.3点が12.9点に低下しました（図3）。実際に排尿していただき、その排尿の勢い（Qmax）を計測しました。1秒間に最大で7.9 mLの勢いが、9.4 mLに増しました。しかしこれらの変化は統計学的に有意差がありませんでした。

　しかし排尿した後の膀胱をエコーで観察して、残尿量は62.1 mLが36.8 mLと減少し、これは有意な変化でした。

結果を踏まえて

　α遮断薬に追加した場合でも、残尿を減らす効果があったことは、評価してよいと考えています。ただしノコギリヤシが、前立腺肥大症に対して、ヨーロッパの国で使用されているのと同等の効果が、日本人にもあると結論できたわけではありません。

　健康食品の多くは、高麗人参などの昔からある健康食品がそうであるよ

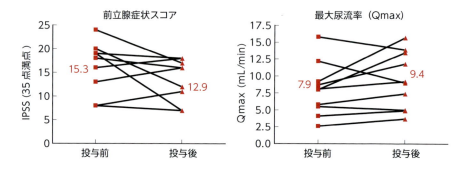
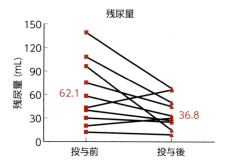

図3 ◆ ノコギリヤシ投与による排尿に対する効果

うに、高いものほど効果がある、という風潮があります。ノコギリヤシも1カ月当たり数千円くらいかかります。これだけの効果が得られる、ということがはっきりわかれば、値段と照らしあわせて患者さんも使用してみるかどうかの選択の判断材料ができます。

「なんとなく身体にいい」というだけでは、購入しない。これだけのデータがあるから、その値段に納得して購入する。もちろん効果がなければやめる。そういう時代になってきていると思っています。患者さんに質問されたり説明する際に参考にしてください。

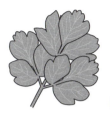

図4 ◆ ボタンボウフウ

ボタンボウフウは頻尿に効くのか

　ボタンボウフウは、沖縄などにおいて「長命草」とよばれ、動脈硬化に対する予防などに効果を有する機能性食品として注目されてきました（図4）。また、屋久島原産のボタンボウフウに含有されるクマリン化合物のイソサミジン（3'–acetoxy–4'–senecioyloxy–3', 4'–dihydroseselin）は、摘出臓器を用いた *in vitro* 実験において膀胱および前立腺の平滑筋弛緩作用を示すため、膀胱や前立腺の過剰な収縮をリラックスさせる働きが示唆されています。さらに動物実験でも排尿回数の減少と1回あたりの排尿量の増加がみられたことから、静岡県立大学薬食研究推進センター（山田静雄特任教授）とかげやま医院の共同研究で、過活動膀胱の症状のある方に、ボタンボウフウを用いた臨床試験を行いました。

臨床試験の結果

　過活動膀胱症状質問票（OABSS）は約8.5点から6.5点まで有意に減少し、QOL index〔0（大変満足）～6（大変不満）の7段階評価〕も5.1が3.4と有意に改善しました（図5）。また、10人中8名で自覚的な満足感が得られました。1回排尿量は145.6 mLから167.3 mLと有意に増加し、残尿量も28.8 mLから16.8 mLへと有意に減少しました。酸化ストレスのマーカーである尿中8-OHdG/Ucrが減少傾向を示し、8名の患者さんが「楽になった」という感想が、過活動膀胱によるストレスを改善させた影響とも考えられました。

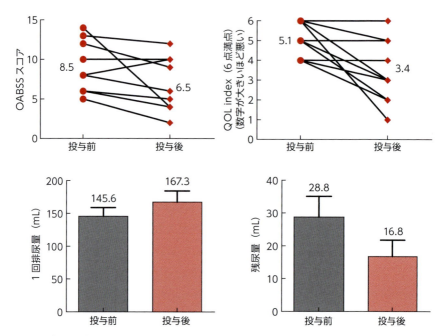

図5 ◆ ボタンボウフウの過活動膀胱に対する効果

結果を踏まえて

　残尿が減ったというのは、抗コリン薬にはないボタンボウフウの特異なプロフィールです。排尿力が低下して抗コリン薬の使用が躊躇されるケースには、重宝されるかもしれません。また循環器系に問題があってβ3刺激薬などの服用に支障がある場合や、現在の薬で十分な効果の得られていない過活動膀胱患者には、**ボタンボウフウへの変更や追加は、有力な治療選択肢になりうる**と考えられる結果でした。

健康食品の使用全般に言えること

1）きちんと成分をみること

有効成分の表示がきちんとされているか、成分量はどの程度なのか、確認します。また表示されている成分量は、錠剤当たりなのか、食品が入っている1袋当たりなのか、表示がまちまちなので、注意してみることが大事です。

2）自分の症状に合っているのかどうか？

医師から手術を勧められるまで病状が進行している状態で、それを快方に向かわせてくれるような薬剤や健康食品は極めて稀（ほとんどない）ということを自覚してもらいます。

また、医師の処方薬や薬局で購入できる医薬品に比べて、効果があるというものも、稀であることを認識してもらいます。

3）値段が妥当か？

1）で述べたように、有効成分当たりの値段があまりに安いものは、天然由来の成分ではなく、合成したものであったり入手経路に疑問があるという考えをもつようにします。

4）まず日常生活の習慣を見直す

健康食品に頼らず、食事や運動など、日常生活の習慣をまず見直す姿勢や態度を第一とすることが大事です。

参考文献

1) 伊藤由彦, 他：ノコギリヤシ果実エキスは排尿障害に有効か, そのエビデンスは. 臨床薬理, 43：179-180, 2012
2)「サプリメントの正体」（田村忠司/著）, 第2章 損しない, 賢い選び方, 付き合い方. pp60-68, 東洋経済新報社, 2013
   ▶ 健康食品に詳しい著者が、サプリメントの選び方や損をしない賢い選び方のコツについて詳説している。また特定の健康食品の正体について、詳しく書かれている。

第 2 章

尿が出ない、出にくい（尿閉）への対処

第2章 尿が出ない、出にくい（尿閉）への対処

1 尿が全く出なくなる状態「尿閉」の症状と原因および分類

　「膀胱に尿が溜まっているにもかかわらず、排尿できない」状態を、尿閉と言います。
　通常、患者は500 mL以上の尿が膀胱内にあると、強い尿意を訴えます（そこまで我慢できなことが普通です）。「尿意はあるけど、尿が出ない」は、急性尿閉のサインです。
　一方、慢性の尿閉では尿意が乏しい場合があり、尿の勢いが悪いという訴えより、頻尿や尿漏れがひどい、という訴えが強いことが多いです。ですから、「尿が出すぎ」と訴えがあったら、「おしっこの出すぎをよくする薬を出すよ」と、処方するのではなく、患者さんの下腹部を観察しましょ

A）導尿する前（膨隆している）　　B）導尿後（平坦になっている）

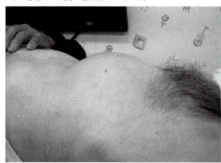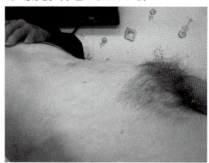

図◆尿閉による腹部の膨隆

う（第1章-6参照）。

　尿閉では多くの場合、下腹部が膨隆しています。手で圧迫すると痛みが増強したり、尿が尿道からちょろちょろと流れ出ることもあります。図Aは尿閉で下腹部が膨隆している状態。導尿後、図Bのようにすっきりしました。

急性尿閉

　急性尿閉では、膀胱内に尿が充満しているにもかかわらず、急に排尿がまったく不可能になります。そのため腹痛や尿が出そうで出ない不快感などが強くなり、夜間でも救急外来を受診することがほとんどです。

　膀胱排尿筋は正常な場合が多く、膀胱容量の増大とともに恥骨上部の疼痛、強度の不安感が生じ、時には冷汗をみることが多いです。

　前立腺肥大症を有する患者が、多量に飲酒した場合などは、アルコールを分解するために急な尿量の増加が起きます。しかし摂取したアルコールの影響で尿意が鈍感になり、通常より多くの尿が溜まっても尿意は強くなりません。その結果、前立腺部尿道に急性の浮腫が起きて尿道が狭くなったり、排尿筋が過剰に進展して筋活動が低下して過剰な尿貯留が起きると考えられています。

　同様のことは、**抗コリン薬や抗ヒスタミン薬、抗パーキンソン病薬などの薬剤**、およびそれらの併用によっても起きることがあります。

慢性尿閉

　慢性尿閉は、前立腺肥大症などが原因で、徐々に下部尿路閉塞が進行し、それに伴って残尿が増えてきます。

膀胱は尿が充満した状態になりますが、病状がゆっくり進行するため、尿意が強くなることはありません。逆に尿意が乏しくなり、多量の残尿があっても、**尿意を感じなくなってきます**。ぴたりと尿が止まることよりは、ひどい頻尿になって、チョロチョロと漏れる**溢流性尿失禁になることがほとんどです**。ずっと垂れ流しのようになり、「トイレにばっかり行っているのに、漏れがひどく、尿のにおいもきつい」と、家族が付き添って受診することが多くあります（第2章-4Aを参照）。

　尿路感染を伴っていることもありますし、放置すると上部尿路内圧が上昇し、腎後性の腎不全に陥る場合もあります。また、排尿困難のリスクとなるような薬剤の他剤（多剤）併用により、徐々に残尿が増大する場合もあります。

　ポイントは、患者が排尿困難に気づかずにいることで、尿失禁のみ訴えることもあるので、安易に頻尿の薬などを処方したりすると、大変なことになります。

　患者さんの下腹部を観察してください。下腹部の膨隆や、慢性的な尿漏れに伴う、陰部の湿疹やかぶれがあったら、間違いありません。導尿やカテーテル留置をすぐに行ってあげてください。

第2章　尿が出ない、出にくい（尿閉）への対処

2 尿閉を起こしやすい疾患

　どのような状態で尿閉になっているかによって、原因となる疾患が異なってきます。

■ 下部尿路の通過障害

　男性であれば下部尿路通過障害の代表的な疾患は前立腺肥大症です。前立腺癌や尿道狭窄などでも、排尿障害が出てくる場合があります。急性前立腺炎でも、炎症が強くなれば、尿閉になることもあります。

　女性では、子宮頸部付近にできた子宮筋腫（膀胱頸部を圧迫する可能性がある）による影響が考えられます。性器脱で、膀胱や子宮の下垂が高度となり、尿道が膀胱に引っ張られて、高度に彎曲した場合などでも、排尿困難が起きてきます。また、女性でも尿道狭窄により、排尿困難が起きてくることも稀ではありません。男性の高度の包茎と同様に、陰唇の癒着による、排尿困難も時に遭遇することがあります。**外陰部の観察は、排尿困難の診断には必須です。**

■ 膀胱の神経障害

　膀胱を中心とする下部尿路を支配する末梢、脊髄または高位中枢の神経系が、何らかの原因で器質的に障害されることにより起こります。糖尿病性神経障害や脊髄損傷などに起因する低活動膀胱があげられます。骨盤

内臓器の手術による神経損傷が原因で起きる尿閉も、**徐々に進行して起きたり、手術後尿道カテーテルを抜いた後に排尿できなくて、わかる場合も少なくありません。**

薬剤性

排尿困難を起こす可能性のある薬剤には、膀胱排尿筋の収縮力を減弱させる薬剤（抗コリン薬、平滑筋弛緩薬、β3刺激薬）や膀胱出口の圧を高める薬（α1刺激薬やβ2刺激薬）があります。詳しくは第2章-3を参照してください。**最も多いのは、抗コリン作用の強い胃腸薬と総合感冒薬中の抗ヒスタミン薬や解熱・鎮痛薬です。**

心因性異常

例えば手術後の患者さんは、寝たままの排尿に慣れていなかったり、尿器から漏れてしまうのが心配で尿が出なくなることがあります。また、トイレに行くのが怖くて、あるいはトイレが混雑していて、排尿を我慢するあまりに尿意がだんだん鈍くなって、尿閉に至る例もあります（俗に言う「トイレの花子さん」）。

その他の原因

飲酒（第2章-1参照）、寒冷、性交などは、尿道を収縮させるため、前立腺肥大症などの下部尿路通過障害のある患者さんでは、急性尿閉となることがあります。

また、膀胱鏡検査や前立腺生検施行後、下腹部の手術後では、前立腺や尿道全体に検査に伴う浮腫が生じたり、疼痛や緊張のために腹圧がかけられず尿閉になることがあります。

加齢に伴う排尿筋の筋成分の減少と栄養障害（サルコペニアやフレイル）によっても、低活動膀胱になって残尿が徐々に増えてきて、尿閉をきたすことがあります（第2章-4B参照）。

女性で、分娩後に尿閉になることも散見します。多くは一過性の導尿で

自然に排尿できるようになりますが、分娩後の腹圧低下が強かったり、産道周囲の炎症が強く尿道が浮腫を起こしたりすると、間歇的な導尿が短期間必要だったり、一時的なカテーテル留置を必要としたケースも経験します。

　下部尿路の感染も注意すべきです。膀胱炎もひどい炎症をきたすと、尿道が浮腫を起こして、排尿困難を呈することがあり、痛みが強くて排尿を我慢しすぎて、尿閉に至るケースも稀にあります。男性の急性前立腺炎などでは、前立腺の急な炎症性の腫大により、尿道が圧迫され、尿閉に至ることもしばしばあります。導尿が必要なケースとなりえます。

第2章 尿が出ない、出にくい（尿閉）への対処

3 尿閉を起こしやすい薬剤

「男性下部尿路症状診療ガイドライン」[1]の排尿に影響を与える可能性がある薬剤の一覧は表のようになります。しかし、こういう表だけでは、なかなか実践的には役立ちません。実例で覚えるのが理解度も上がるので、自験例で説明します。

まずは尿閉に至ったケースを紹介します。

> 72歳、男性。
> 消化器内科で胃十二指腸内視鏡検査施行。
> 夕方から尿が出なくなった。
> 前立腺肥大症あり。

表 ◆ 排尿症状を起こす可能性のある薬剤

● オピオイド	● 抗不安薬
● 筋弛緩薬	● 三環系抗うつ薬
● ビンカアルカロイド系薬剤	● 抗パーキンソン病薬
● 頻尿・尿失禁、過活動膀胱治療薬	● 抗めまい・メニエール病薬
● 鎮痙薬	● 中枢性筋弛緩薬
● 消化性潰瘍薬	● 気管支拡張薬
● 抗不整脈薬	● 総合感冒薬
● 抗アレルギー薬	● 低血圧治療薬
● 抗精神病薬	● 抗肥満薬

文献1より引用

この方の場合に考えられる尿閉の原因は、
①脱水がきっかけとなり、尿閉
②内視鏡の際に使用した鎮痙薬ブチルスコポラミン（商ブスコパン）が原因
③当日内服をしないでという指示で、前立腺肥大症の薬を飲まなかったことによる

などが、考えられます。

　結局問診した結果、上記②に加え、検査を受けることの緊張で尿意が鈍くなった。以上により、通常より多くの尿が膀胱に溜まったことが原因で、急性の尿閉となったと考えられました。ネラトンカテーテルで導尿し、600 mLの排尿が得られました。タムスロシン（商ハルナール）0.2 mgを内服していましたが、導尿の際のエコーで、前立腺容量は39 mLと中等度肥大していたので、タムスロシンをシロドシン（商ユリーフ）に変更。さらにデュタステリド（商アボルブ）を追加しました。翌日、排尿状態を確認するために来院されたときには、残尿は10 mL程度と、通常の排尿状態に戻っていました。手術を一時的に回避できた症例でした。

　では、次のケースをみてみましょう。

68歳、女性。
長引く咳で、薬局などで総合感冒薬を飲んでいたが、改善しないので、内科受診。咳止めとして、コデイン散の処方を受けた。
翌日から、頻尿と咳に伴う尿失禁が出現して受診。
尿失禁の有無を確認するため、下着を外してもらったところ、軽度の性器脱あり。
膀胱には残尿 300 mL。尿混濁有。
導尿を行った。

　頻尿がありますが残尿があるため排尿困難となっているとわかります。

この方の排尿困難の原因は、
①総合感冒薬に含まれる気管支拡張薬エフェドリン（α1刺激作用で尿道の収縮が強化）や抗アレルギー薬クロルフェニラミン（抗アレルギー作用で膀胱の平滑筋が弛緩）の影響
②性器脱による尿道の屈曲
③オピオイドであるコデインによる排尿反射の抑制作用が原因で、排尿困難
以上が、考えられました。

　②性器脱が排尿困難の一因であったところに、①での薬剤が加わったため、さらに残尿が増えた可能性があります。咳がコデインで改善したことから、まず総合感冒薬の中止を指示。性器脱による排尿困難の治療として、α遮断薬を開始して、翌日の再診を促しました。翌日残尿は80 mLに減っていたので、α遮断薬継続としました。

　性器脱とその治療について説明したところ、半年前から入浴時に体を洗おうとしゃがむと、膣からピンポン玉のようなものが飛び出すことが、ときどきあったらしいことがわかりました。ご本人の希望もあり、後日経膣メッシュ手術を行い、頻尿と膀胱下垂の症状は消失し、残尿もなくなりました。

　考えの流れとしてはまず、「尿閉の原因となる薬剤はないか」、また「薬剤性以外の原因としては何があるか」を考えると思います。そのなかから、可能性の高いもの、始めやすいものを試してみて、効果があらわれるかみてみる、というのが一般的かと思います。経験を積んでいくと、何となく「これが原因かな？」と当たりがつくようになるものです。

参考文献
1)「男性下部尿路症状診療ガイドライン」（日本排尿機能学会），ブラックウェルパブリッシング, 2008

第2章　尿が出ない、出にくい（尿閉）への対処

4 尿閉の鑑別疾患
A 前立腺肥大症の診断と治療

頻尿がよくみられる

　前立腺肥大症は進行すると尿閉となりますが、初期の段階からよくみられるのは頻尿です。前立腺肥大症と診断された患者さんの**訴えのほとんどが頻尿や尿意切迫感であり、尿が出にくいという排尿症状のみで受診する患者さんは、全体の1％とごく稀です**。実際に前立腺肥大症の患者さんの50〜70％が過活動膀胱を合併します。過活動膀胱では、まだ膀胱に十分尿が溜まっていないのに、膀胱が勝手に収縮してしまうので、すぐに排尿したくなってトイレに行く、つまり頻尿になります。

　鑑別となるのは、前立腺肥大を伴わない過活動膀胱です。また、頻尿となったり尿の勢いが弱くなる、下部尿路の閉塞疾患の尿道狭窄や膀胱頸部硬化症、前立腺癌などは、前立腺肥大に似た症状を呈します。エコーで前立腺の腫大を確認することが重要となります。症状は、前立腺症状スコア（IPSS）を用いて症状の強さを判定することができます。

　症状が進行し（腺腫が大きくなる、排尿筋の収縮力が低下するなどで）膀胱から排出される尿量が減って、排尿後の膀胱内に尿が多量に残るようになると、さらに頻尿になってきます。

最初は薬物療法

　治療は薬物療法が中心です。

　α遮断薬が前立腺肥大症診療ガイドラインでは第一選択ですが、推奨グレードは現在日本で使用できるものはすべてAばかりで、どれを使ってよいか迷います。

- タムスロシン（商ハルナール）は副作用が少なく、高齢者にも安全に使用できる標準薬です。
- ナフトピジル（商フリバス）は、膀胱に多いサブタイプα1Dへの選択性もある薬剤組成なので、頻尿症状が強い場合に使いやすい特徴があります。
- シロドシン（商ユリーフ）は、前立腺に多いサブタイプα1Aへの選択性が高いので、出にくい（尿閉寸前）場合には頼りになる薬剤です。

　α遮断薬の効果で尿道の弛緩が得られると、過活動膀胱症状の約半数は改善するので、過活動膀胱治療薬である抗コリン薬やβ3刺激薬の併用は第二選択と言えます。最近登場してきたPDE5阻害薬のタダラフィル（商ザルティア）は、排尿症状の改善についてはα遮断薬に一歩劣るものの、過活動膀胱の改善に関しては優れていると考えられています。事実、前立腺容量が40 mL以下であれば、ヨーロッパ泌尿器科学会のガイドラインでも第一選択としてPDE5阻害薬は位置づけられています[1]。

尿閉まで進行した場合

　さて、病状がさらに進んで残尿が増えてくると、1回排尿量がどんどん減って、5〜10分おきの頻尿と尿漏れを訴えることがあります。このように、十分に排尿できず膀胱に溜まった尿があふれて漏れる失禁を**溢流性尿失禁**と言います。溢流性の尿失禁は、尿閉とほぼ同じと考えていいと思い

ます。くせ者は、この時期の症状です。「5分おきにトイレに行く」「出すぎて困る」などは、過活動膀胱と勘違いすることすらあります。さすがに「いつもタラタラと尿が出ている」という表現であれば、溢流性尿失禁を疑います。この段階になると、過剰な尿貯留により排尿筋が伸展して筋活動が低下、つまり低活動膀胱となります。初期のころは過活動膀胱だったのが、どの時点で排出が難しくなる低活動膀胱になるのかは、判断が難しいところです。

　頻尿だけだった過活動膀胱が、徐々に排尿力が低下し、膀胱壁も肥厚してきます。残尿が増えてくるのもこの時期です。膀胱壁を顕微鏡で確認すると、筋線維が減少し、代わりにコラーゲン繊維などの間質成分が増えてきていることがわかります。こうした、肉柱形成は、血流低下による虚血の影響が考えられると、最近の研究では考えられるようになってきています[2]。肉柱形成が高度となると、膀胱の収縮力はさらに低下し、ついには、導尿すると500 mL以上にも膀胱の残尿はなっており、放置すると水腎症となり腎機能にも影響が及ぶようになります。こんな時期に、抗コリン薬やβ3刺激薬を使用すると、ますます排尿機能が阻害されとんでもない結果になります。「地雷を踏む」ようなものです。

　診察のポイントは、残尿が多いかどうかを確かめることに尽きます。「まずは残尿測定」です。

　ここまで症状が進むと、α遮断薬に前立腺縮小効果の期待できるデュタステリド（商アボルブ）やクロルマジノン（商プロスタール）などの薬物の追加が必要となります。しかし薬物療法だけではなかなか残尿が減るまでには至らず、一時的なカテーテル留置や間歇的（自己）導尿の併用も必要となります。状況に応じては、手術療法に移行することも勧められます。

手術による治療

手術に関しては、大きな腺腫（50 gを超える）には、最近ではHoLEP（Holumium Laser Enucleation of the Prostate、図2参照）が選択されるケースが増えてきました。従来のTURP（TransUrethral Resction of the Prostate、図1参照）も手術機器の進歩により、高周波高エネルギーでより安全・出血が少なく行えるようになってきています。さらにモノポラ電極を用いたTURPのやり方を、バイポーラ電極を用いたより止血効果の高い方法で行い、前立腺をHoLEPに近い核出術で切除することが可能となりました（TransUrethral Enucleation with Bipolar：TUEB、図3参照）。

また、脳血管障害や心房細動に対する抗凝固療法の選択される症例の増加で、手術のリスクとなるケースでは出血のないPVP（Photoselective Vaporization of the Prostate、図4参照）が行われるケースも増えてきました。

施設によって行っている方法が違うので、手術が必要となって紹介する場合には、**紹介先の病院がどの方法で前立腺手術を行っているのかを調べておく必要があります**。術式の違いは下記のようなイメージです。

■ TURPのやり方

・尿道から挿入した内視鏡監視下に、モノポーラ電極で前立腺を少しずつ削り取る。腺腫を削るのは例えると、メロンやスイカをスプーンで少し

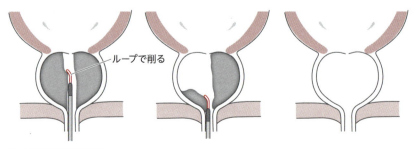

図1 ◆ TURPの概略

ずつ掬い取るイメージ。
- 出血や切除にかかる時間は術者の技量により変化する。術後の出血も起きうる。
- カテーテルの留置期間は数日。

HoLEPのやり方

- 前立腺の被膜と腺腫の境をホルミウムレーザーで少しずつはがして、膀胱内に脱落させる。例えると、グレープフルーツを実だけスプーンで掬い取るイメージ。脱落させた腺腫はモルセレータという器械などで細かく砕きながら吸引する。
- 出血が少ない。
- カテーテルの留置期間はTURPより短い。
- 大きな腺腫の手術に適している。

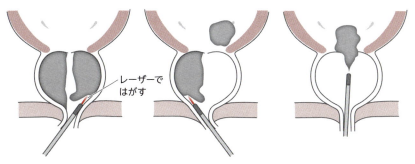

図2◆HoLEPの概略

TUEBのやり方

- 被膜からはがすような操作（HoLEPに似た操作）が可能。
- バイポーラ電極を用いて、TURPと同じように削り取る。
- 高出力なので、出血が少ない。

- カテーテル留置期間は、通常のTURPと同様の数日。
- 大きな腺腫の切除にも適したやり方。

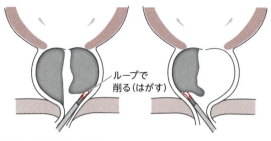

図3 ◆ TUEBの概略

PVPのやり方

- グリーンレーザーを用いて前立腺を蒸散させる。
- 出血がないので、抗凝固薬を内服していても手術が可能。
- カテーテルは、翌日に抜去可能。
- プローブの照射時間が決まっているので、切除できる量は決まっており、あまり大きな腺腫全部の切除は難しいが、HoLEPなどができないような、巨大な腺腫でも尿道を広げる（チャンネリング）やり方は可能であり、適した病態はかなり広範囲と言える。

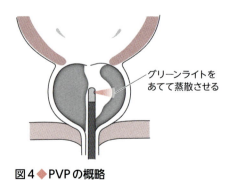

図4 ◆ PVPの概略

参考文献

1) Oelke M, et al：EAU guidelines on the treatment and follow-up of non-neurogenic male lower urinary tract symptoms including benign prostatic obstruction. Eur Uril, 64：118-140, 2013
   ▶ ヨーロッパ泌尿器科学会が、一般医家に向けたガイドラインを作成。素早い効果を期待する場合は、α遮断薬。40 mL以上の場合は、5α還元酵素阻害薬を使用。ゆっくりとした効果を期待する場合はPDE5阻害薬が適していると説明している。

2) Chancellor MB：The overactive bladder progression to underactive bladder hypothesis. Int Urol Nephrol, 46（Suppl 1）：s23-s27, 2014
   ▶ 過活動膀胱（OAB）が、血流の低下や糖尿病などの神経性の病態、膀胱頸部の閉塞性疾患、加齢による栄養障害などが、徐々に低活動膀胱（underactive bladder：UAB）やDHICへ進行するだろうという仮説を提唱している。

第2章 尿が出ない、出にくい（尿閉）への対処

4 尿閉の鑑別疾患

B 低活動膀胱の病因と診断、およびその治療

低活動膀胱の診断

　低活動膀胱は過活動膀胱と対比する用語です。

　国際禁制学会（ICS）では、低活動膀胱とは言わず、排尿筋低活動と位置づけています。その定義は、膀胱内圧・尿流同時測定に基づき、「排尿筋収縮力の低下、または収縮の持続時間の短縮で、排尿時間が延長したり、正常な時間内に膀胱を空虚にできなくなった状態」としています。つまり、検査機器を用いて、排尿力を測定しないと正確にはわからないということです。

　簡便な診断方法としては、膀胱をエコーで観察し、膀胱の壁が厚くなっている場合は、膀胱肉柱形成が進み、膀胱の収縮力が低下していることが類推されます（多くの場合、低コンプライアンスとなっており、収縮力が低下している）。膀胱壁の肉柱形成を、より定量的に評価する方法もあります。7MHzのエコープローブを用いて膀胱重量が重いものは、閉塞が強く低活動膀胱と診断してもいいかもしれません[1]。

　では、どれくらいの頻度かというと、70歳以上の何らかの排尿症状を有していると10〜50％は頻尿などの蓄尿症状を有していながら排尿筋の収縮力低下を合併しているという報告[2]があるので、かなり高率にあると言っていいでしょう。

　進行するとDHIC（detrusor hyperreflexia/impaired contractility）と

いう、尿失禁はあるが残尿が多く、カテーテル留置や導尿が必要な病態に進行するケースもあります[3]。

低活動膀胱の治療薬

　原因は、特発性、神経因性（糖尿病や脊椎疾患など）、筋原性、医原性（骨盤内手術による影響や慢性的な薬物によるもの）などに分かれます。最近特に注目されているのが、筋原性の原因となる血流の問題です。内腸骨動脈の血流が軽度から中等度低下すると過活動膀胱の状態となりますが、さらに虚血が高度になると排尿筋活動は低活動となるという実験データが出てきました[4]。血流低下の原因となるのは、高血圧や脂質異常症などのメタボリック症候群に伴う動脈硬化が主因となるので、内科的な治療にも影響してくる大問題です。松本らは、こうした状態にPDE5阻害薬を各種使用して酸化ストレスを減らすことで、膀胱の虚血による組織障害が減少する可能性を示しました[5]。低活動膀胱の予防には、PDE5阻害薬が、効果的かもしれません。

　現時点では、慢性的な神経損傷（糖尿病や神経変性疾患による）や手術に伴う神経損傷で生じた低活動膀胱に対しては、損なわれた排尿筋を作動させても、なかなか効果的な排尿は得られにくいと言えます。しかし、①出口部をα遮断薬などで弛緩させる、②コリン作動神経の作動薬などを利用して、排出力を高める方法が行われています。

- **膀胱頸部を緩める**：α遮断薬
- **膀胱の収縮を強くさせる**：ジスチグミン（商ウブレチド）、
　　　　　　　　　　　　　　　ベタネコール（商ベサコリン）

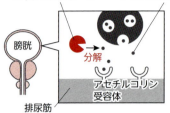 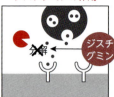 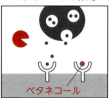

図◆ジスチグミンとベタネコールの作用機序

ジスチグミンとベタネコールの使い分け

　排尿筋収縮低下の原因が、シナプスへのアセチルコリン放出が減っているためであれば、アセチルコリンを補う意味でベタネコールを投与する方法があります。

　また、神経終末から放出されたアセチルコリンが、シナプスで分解されるのを抑制するために、コリンエステラーゼ阻害剤であるジスチグミンを投与する方法があります（図）。

　骨盤内手術や外傷で神経損傷が起きており、神経の末端や受容体が減少していると考えられるケースでは、ジスチグミンよりベタネコールの方が効果が期待できると考えられます。逆に神経は温存されているが、廃用萎縮などで神経の働きが低下しているケースでは、常時アセチルコリンを補うベタネコールよりも、排尿しようと思ってアセチルコリンが放出されたときだけ、その分解を阻害する形で作用が発現するジスチグミンが期待できます。あるいはジスチグミンにベタネコールを追加して併用するケースも想定されます。

　併用する場合はもちろん、コリン作動性の薬剤を使用するケースでは、採血で**コリンエステラーゼ値を確認しておく**といいと思います。また、経過中コリンエステラーゼ値が低下してきた症例には、コリンエステラーゼ

阻害薬（ジスチグミン）は即座に中止する必要があります。コリンエステラーゼ値が100 IU/L程度の症例においてはジスチグミンを投与することによりコリン作動性クリーゼを起こす可能性があります。筆者の経験でも、夏の暑い時期にジスチグミンを投与して、発汗過多、筋力低下、下痢で脱水かと思って受診した患者さんがいました。筋力低下もあるため、コリン作動性クリーゼを疑って入院してもらいました。コリンエステラーゼ値が18 IU/Lだったので、あわててジスチグミン中止、数日後に軽快したケースがあります。さらに筋力低下が筋麻痺へ進行すれば気道確保、人工呼吸も必要になったかもしれず、冷や汗をかいたことがあります。

その他の治療薬

その他の薬では、下記も低活動膀胱への効果が期待できます。

①**アコチアミド**（圏**アコファイド**）：ジスチグミンと同様の作用が期待できます[6]。

②男性ならば、**テストステロン**（圏**エナルモンデポー**）：排尿筋の筋力を上げる効果が期待されます[7]。

③**イコサペント酸エチル**（圏**エパデール**）：血流をよくさせることで、排尿筋の収縮力を高める効果が期待されます[8]。古くはPGE1が使用されたこともあります。

④**ダントロレン**（圏**ダントリウム**）：筋弛緩効果のある薬剤ですが、膀胱選択性が少ないため、効果的という報告は少ないです。

参考文献

1）小島宗門：神経因性膀胱の超音波診断−超音波推定膀胱重量の臨床応用. 排尿障害プラクティス, 15：369, 2007
> 膀胱壁の厚さと膀胱内容量から、膀胱重量を算出することで、カテーテルを挿入して内圧を測定しなければいけなかった閉塞障害を非侵襲的に診断することを可能とした方法。膀胱重量が35 g以上あれば、85％の症例は閉塞ありと判断できる。

2）Abarbanel J & Marcus EL：Impaired detrusor contractility in community-dwelling elderly presenting with lower urinary tract symptoms. Urology, 69：436-440, 2007
- ▶ 70歳以上で、頻尿などの下部尿路症状を有する82名の男性と99名の女性に排尿筋圧を膀胱内圧・尿流同時測定で計測、その後2年間の経過を観察した。男性では48％、女性では12％で、排尿筋圧の低下がみられた。また、低下していた人では、そうでない人に比べて、尿閉やカテーテル留置に移行する危険性が高かった。

3）Resnick NM & Yalla SV：Detrusor hyperactivity with impaired contractile function. An unrecognized but common cause of incontinence in elderly patients. JAMA, 275：3076-3081, 1987
- ▶ ナーシングホームに居住する尿失禁を有する患者に、詳細なウロダイナミクス検査をくり返し行い、排尿筋の過活動はあるが、排尿力は低下している病態があることをはじめて報告した論文。

4）Nomiya M, et al：The effect of atherosclerosis-induced chronic bladder ischemia on bladder function in the rat. Neurourol Urodyn, 31：195-200, 2012
- ▶ 高コレステロール食と内腸骨動脈を機械的に損傷して動脈硬化を形成させると、尿路上皮や神経の変性が起きて過活動膀胱状態となる。さらに高度に動脈硬化が進行すると、膀胱の筋線維は減少し、排尿筋圧は減少し、低活動膀胱状態になることをラットの実験で証明。

5）Matsumoto S, et al：Effects of chronic treatment with cilostazol, a phosphodiesterase 3 inhibitor, on female rat bladder in a partial bladder outlet obstruction model. Urology, 83：675, 2014
- ▶ ラットメスの膀胱を不完全閉塞にして、虚血モデルを作成、抗血小板薬とPDE5阻害薬の虚血に対する予防効果を検討した。PDE5阻害薬は虚血の進行を予防できた。

6）清水信貴，他：繰り返す尿閉患者のカテーテル抜去へのChE Inhibitor（アコファイド）の有効性．日本排尿機能学会誌，26：157, 2015
- ▶ 5人の尿閉をくり返す低活動膀胱患者に、ウブレチド5 mg/日をアコファイド300 mg/日に変更して、カテーテル抜去を試みた。5名ともカテーテルフリーとなり、残尿150 mL以下、残尿率50％以下での維持が可能となった。

7）片岡智哉，他：去勢ラットを用いた新規低活動膀胱モデルの検討．日本排尿機能学会誌，26：161, 2015
- ▶ 去勢ラットでは、アセチルコリン刺激が低下し、テストステロン補充で回復する。テストステロン低下による低活動膀胱発生が関与する可能性がある。

8）加藤真貴子，他：糖尿病性過活動膀胱ラットモデルにおけるエイコサペンタエン酸の効果．日本排尿機能学会誌，26：164, 2015
- ▶ DM病ラットでは、膀胱の微小循環血流が低下している。エイコサペンタエン酸を投与することで血流は回復し、膀胱の収縮力も回復する。

第2章 尿が出ない、出にくい（尿閉）への対処

4 尿閉の鑑別疾患
C 性器脱の診断と治療
高齢女性の過活動膀胱をみたら性器脱を疑え！

　性器脱は「子宮が飛び出した」とビックリして来院されるか、誰にも言えず症状が出て何年も経ってから、膀胱炎などで診察をした契機に「実は…」という具合に相談される場合の半々です。
　性器脱の原因としては、
①加齢に伴う、筋の脆弱化や女性ホルモンの欠乏
②肥満による骨盤底筋群への荷重増加
③分娩に伴う骨盤底筋や靱帯の損傷
④しゃがんだり、重いものをもつ作業が多いなど生活習慣の偏り
⑤便秘などで、いきむことが多い（特に直腸瘤の場合）
などが主原因となりますが、遺伝性のものもあるようです。
　性器脱のうち最も頻度が多いのが、膀胱瘤です。
　図1のように膀胱が膣の前壁とともに膣口から飛び出してくるので、尿道が屈曲して、排尿障害の症状として、すっきりしないなどの残尿感や出にくくなるなどの症状が出てきます。下腹部の不快感や、椅子に座ると何かが膣に入り込むような感じ、なども訴えとしてはよくみられます。午前中より、体の疲れてきた午後や睡眠前の入浴時に、膣にピンポン玉のようなものを触れるようになったという症状で受診される割合が比較的多いと言います。尿道の屈曲が原因となり、**頻尿や尿失禁の症状を伴うことが多く、過活動膀胱と同じ訴えで受診される場合も少なくありません。**

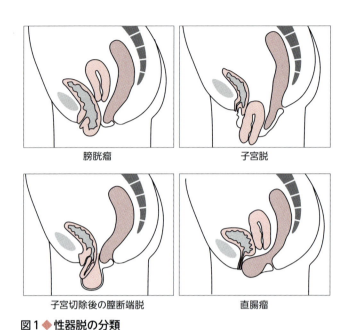

図1 ◆ 性器脱の分類

（膀胱瘤／子宮脱／子宮切除後の膣断端脱／直腸瘤）

　性器脱の症状として、上記のほかによく訴えがあるものには、「歩くと何かが挟まる感じ」「重いものを持つと何かが出てくる」、そして「座ると出てきたものが戻る」という共通点があるようです。ひどくなると、「出てきたものが下着とこすれて出血した、汚れた」となり、「何かが出ているとおしっこが出にくくなる」の症状があれば、まず間違いなく性器脱と診断は容易です。排尿障害（出にくい、漏れる、残尿感がある）を伴うことが多いので、**頻尿があるから過活動膀胱と決めつけて、漫然と抗コリン薬を処方していることがないように、気をつけないといけません。**

　早期発見のコツは、「まずは残尿測定」です。例えば子宮脱は、エコーで膀胱を矢状面で観察した際に、子宮が膀胱の下にあるのが特徴です（図2：残尿がある膀胱の下に下垂した子宮が見えます）。残尿測定をしながら、子宮が下垂している所見がみられたら、子宮脱に関する問診をして診断に至ることも多くあります。

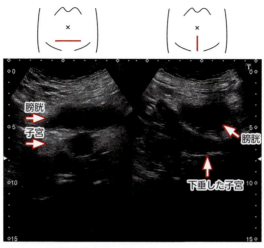

図2◆性器脱（子宮脱）のエコー像

　性器脱の治療には下記の選択肢があります。
①骨盤底筋訓練（第1章-8参照）
②補中益気湯（ほちゅうえっきとう）などの漢方薬、女性ホルモンの使用
③フェミクッションなどの外用装具の利用（第3章-5参照）
④ペッサリーの挿入
⑤手術
　A）膣前壁縫縮術などのnative tissue repair
　B）メッシュを利用した補強手術（経膣的、腹腔鏡下）
　C）膣閉鎖術

　①～③は非専門医でも対応可能と思われます。④はバルーンの挿入程度の難易度と考えてください。
　①～③の方法を試してみて改善がみられない場合は、泌尿器科にコンサルトすることをお勧めします。

囃子ことばから読みとれる膀胱瘤

　不適当な言葉があるかもしれませんが、筆者の勤務地である静岡市の隣にある焼津市から、排尿困難を自覚するようになり受診されている方がいます。その女性が、焼津では昔から「出そうで出ないは、おばあのションベン」という囃子ことばがあると教えてくれました。もともと漁師町として栄えた町なので、魚の荷揚げなどで重いものを持つことも手伝った働き者の女性が多かったとすれば、膀胱瘤による排尿困難がその原因だった方も多かったのかもしれません。

マンチェスターはサッカーばかりが有名ではありません

　サッカー好きな方なら、イングランドプレミアリーグでマンチェスター・ユナイテッド、マンチェスター・シティーという二大サッカークラブでマンチェスターはおなじみです。古くは産業革命の中心地として有名で、毛織物工業が盛んでした。労働力を補うために、女性も若い頃から荷物を運ぶ重労働に従事し、腹圧がかかることが多く、特に性器脱が目立ったそうです。19世紀にドナルド教授は、「延長している子宮頸管を一部切除し、子宮を支えている仙骨子宮靱帯が短くなるように縫い縮める方法」を考案し[1]、今も女性骨盤底手術の先達として尊敬されています。その術式は、疾患の多かった土地にちなんで、マンチェスター手術と呼ばれています[2]。

参考文献
1）永田一郎, 他：研修医のための必修知識：D. 婦人科疾患の診断・治療・管理：8. 手術. 日本産科婦人科学会雑誌, 56：N3-N20, 2004
　▶婦人科の子宮癌手術から性器脱の手術までを簡単にまとめた入門書。インターネットでも入手可能。
2）加藤久美子：「なすびとピンポン玉」, 尿もれケアナビfor women (unicharm)
　▶女性泌尿器科のパイオニアであり、第一人者でもある加藤先生の、エピソードがふんだんに盛り込まれたコラム。

第3章
排尿管理のコツと注意点

第3章 排尿管理のコツと注意点

1 尿道カテーテル
A 入れるかどうかの判断
長期尿道カテーテル留置は、悪女の深情け？

　尿道カテーテルを挿入することで、**尿量の把握が可能**となります。夜間に排尿のためトイレに何度も行くこともなくなり、**介護者の負担は軽くなります**。一方、トラブルが起きることも予想されます（図1）。

①感染（第3章-1E参照）
②急な閉塞：ねじれや長期の留置に生じやすい（第3章-1C参照）
③挿入されていることによる、いきみや疼痛
④尿道口の変化（図2）
⑤尿道損傷や尿道皮膚瘻

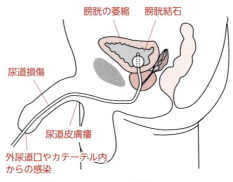

図1 ◆ 尿道カテーテルの合併症

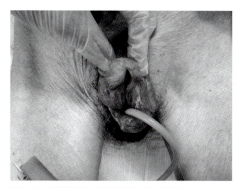

図2◆長期留置で尿道がひどく裂けてしまった外尿道口
こうなると、より感染が起きやすくなるため、膀胱瘻への移行などが検討される。
カラーアトラス❸参照（p179）

⑥膀胱結石

⑦膀胱の萎縮

　長期留置すると上記のようないろいろな合併症は、さらに起きやすくなります。またいったん合併症が起きると、大きな問題が長引くため、下記の言葉のような印象があります。

● 「尿道カテーテル長期留置＝悪女の深情け」説

①面倒見がよい：蓄尿障害（尿失禁、頻尿）も尿排出障害（尿閉、排尿困難）も、一応解決してくれる

②手が切りにくい：抜去を先延ばしにして、ずるずる長期留置になる

③自由を縛られる：ADLの制限、リハビリの支障になる

④時に大やけど：尿路感染症、尿道皮膚瘻、自己抜去による尿道損傷などの合併症が起きる

　これは、名古屋第一赤十字病院女性泌尿器科部長の加藤久美子先生の

名言でもあります[1]。面倒見がいいけれど、なぜか手がかかり、思い通りにいかないことが多いパートナー（こういう女性を悪女と感じる男性は多いかもしれない）とつきあうと、とかく大変だということに関連づけて、尿道カテーテルの特徴を具体的に例をあげて説明しています。しかも、女医である加藤先生が、冷静・的確に表現しているのが、言い得て妙です。とにかく、軽い気持ちで安易に関係を始めると大変（怖くなる）だよ、という教訓と思ってください。

　以上から、カテーテルを挿入する際には、可能な限り短期間で済むようにすること、抜くことを考えてから留置することが、重要です。
　第3章-1Eも参照していただきたいのですが、カテーテルを留置する際には、①短期間で抜くことができるか？②留置することのリスクはないか？を念頭に置き、抜くときのことを考えて、留置するように考えたいものです。

参考文献
　1）加藤久美子：尿失禁 溢流性尿失禁．臨床泌尿器科，62：135-137，2008

第3章 排尿管理のコツと注意点

1 尿道カテーテル

B 男性へのカテーテル挿入のやり方
カテ挿入はストッキングを履かせるイメージで

カテーテル挿入の2つの方法

■ 通常法

　図1は男性への通常のカテーテル挿入のやり方で、手順は下記のようになります。
①陰茎をできるだけ伸ばすように、亀頭の下を示指と中指で挟むように上方に保持します。
②カテーテルにリドカイン（商キシロカイン）ゼリーを塗布して、カテーテルを少しずつ進めます。
③尿道口から20 cm程度のところで、括約筋や前立腺部尿道があり少し狭くなりますが、抵抗があったら息を吐いてもらいながら、力が緩んだときをねらって進めます。
④何度やっても抵抗があってチューブが入りきらない場合には、10 mLのシリンジに1％リドカインゼリーを入れて、それを尿道内に注入し、その後に上記の方法で再度挿入を試みます。それでも挿入困難であればチーマンカテーテル（尿道の走行にあわせ先端が曲がっている）の出番です。
⑤進めていくと、カテーテル先端が膀胱内に抜け出る感触があるはずです。
⑥カテーテルを根元近くまで挿入したらいったん手を離し、カテーテルが

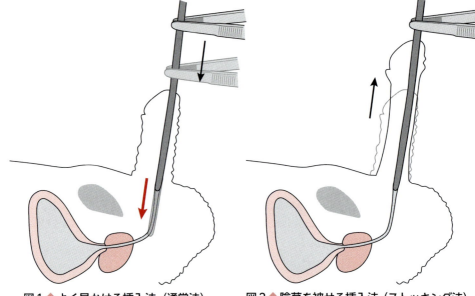

図1◆よく見かける挿入法（通常法）
通常はカテーテルを押し込み（→）ながら進める（→）。

図2◆陰茎を被せる挿入法（ストッキング法）
カテーテルは動かさず、陰茎と引っ張り上げて（→）被せる。

自然に抜け出てこないことを確認します。

⑦慎重にバルーンを膨らませ、問題ないことを確認したら、カテーテルを止まるところまで引き戻して完了です。

ストッキング法

図2は、m3.comのクリニカルパール（2014年6月）にて、脳外科医の先生が紹介していたやり方です[1]。

①まず陰茎を弛緩させた状態で立てて保持します。

②外尿道口にリドカインゼリーを乗せます。一応カテーテル先端にもゼリーを付けておきます。

③外尿道口にカテーテルをほんの少し挿入します。

④その後はカテーテルを動かないように保持し、**亀頭下の部分で陰茎を**

引っ張り上げカテーテルに被せるようにします（図2）。
⑤陰茎を最大限引っ張り上げたところで手を止め『一呼吸』置きます。
⑥陰茎とカテーテルを保持し、両者がずれないように注意して、ゆっくりと押し下げます。
⑦下まで行ったらカテーテルを外尿道口から3〜4cmのところで持ち直します。
⑧上記④と同じ要領で陰茎を引っ張り上げカテーテルに陰茎を被せ、⑤〜⑦の操作をくり返します。途中でカテーテル先端が膀胱内に抜け出る感触があるはずです。
⑨カテーテルを根元近くまで挿入したらいったん手を離し、カテーテルが自然に抜け出てこないことを確認します。
⑩慎重にバルーンを膨らませ、問題ないことを確認したら、カテーテルを止まるところまで引き戻して完了です。

2つの方法の比較

　通常法で暴れて挿入できない場合でもストッキング法で挿入すると問題なく挿入できることをしばしば経験してきた、とも記載されていました。この記事ではカテーテルを「スルスルッと入れよう」とする通常のやり方は推奨していません。その理由は、尿道カテーテルはフレキシブルですが、尿道に比べると固くリジッドです。手元で2cmカテーテルを進めると先端も2cm動きます。カテーテルを「スルスルッと入れよう」とすると、カテーテルよりも柔らかい尿道に食い込むことは容易に想像できます。これに対してカテーテルに陰茎を被せる挿入法では、陰茎自体が伸びるので尿道口近くに比べ、カテーテル先端部でのカテーテルの進み具合は少なくなります。無論いくら陰茎を引っ張り上げても尿道屈曲部にまでこの延びが起こるわけではありませんが、カテーテルそのものを進めるやり方よりも緩やかになります。
　ストッキング法を紹介した脳外科医の先生は、『「カテ挿入はストッキン

グを履かせるイメージで」と書きましたが、私が小さい頃、私の母がストッキング着用に際して「伝線」させてしまい、ぼやきながらたびたびストッキングの履き方を講釈してくれました。ストッキングにエイヤッと足を突っ込む人はいないと思います。傷つきやすい尿道と固いカテーテルの関係も同じです。これまでカテーテルを進めるやり方をされていた方は、カテーテルに陰茎を被せるやり方を実際にやってみると違いを実感できると思います…』と説明を追加していました。

　ストッキング法を私も試しましたが、時間がかかるのが難点です。通常法をまず行い、挿入できない場合にストッキング法で挑戦するのが、賢明かと考えています。

女性の場合の注意点

　女性の場合でカテーテルの留置に困るケースのほとんどは、尿道口がわからない場合です。高齢者の場合、陰唇が癒着しており、外尿道口の観察が難しい場合も少なくありません。下肢の拘縮があるケースや股関節の手術後で開脚ができないケースなども、尿道カテーテルの挿入が困難なケースがあります。このようなケースでは、盲目的な手技にならざるをえません。

①尿道口周囲を清潔にする。
②清潔な手袋でカテーテルを直接把持する。
③片手で膣の入り口に指をあて、その指の上を滑らせるようにして、カテーテルを進める。

　こうすると、尿道にカテーテルが挿入される確率が高まります。

　男性同様に、尿道狭窄でカテーテルがどうしても入らない場合もありますので、そうした場合には、専門医に手をゆだねるしかありません。

リドカインショック

　尿道カテーテル挿入の際に使う潤滑剤として、局所麻酔薬であるリドカインを含むゼリーが、挿入時の痛みを軽減するために利用されています。しかし、含有成分であるリドカインには稀ではありますが、アナフィラキシーショックを起こす可能性があります。万一、リドカインゼリー使用時にアナフィラキシーが発症したときには、すみやかな酸素、補液、アドレナリンの投与が必須です[2]。しかし、メディカルスタッフが少ない在宅や介護施設では、このような準備を整えることは、なかなか難しいものがあります。前記の準備がない状況であれば、カテゼリーやオリーブ油を潤滑剤として使用する方が、賢明かもしれません。

参考文献

1）『M3.com』（https://www.m3.com）カンファレンス,「クリニカルパール」コーナー（2014年6月）
2）光畑裕正：局所麻酔薬のアナフィラキシー．日本ペインクリニック学会誌，21：2-9, 2014

第3章 排尿管理のコツと注意点

1 尿道カテーテル
C 詰まらないようにする工夫
感染対策が重要

詰まる原因

　カテーテルの内腔が詰まる原因の多くは、尿素分解菌が感染することによって形成された結石が、カテーテル内腔を閉塞するためです。

　カテーテルの長期間留置によって、尿の細菌感染は必ずと言っていいほど起こります（第3章-1E参照）。尿素分解菌が感染した尿では、尿素が分解されて生成したアンモニアによってアルカリ性に傾き、結石が生成されます。

　またこのような尿析出物や、カテーテルや蓄尿バッグへ接続するためのランニングチューブの屈曲やねじれは、それ自身が詰まりの原因となるだけでなく、尿の停滞によって膀胱内での細菌の繁殖が起こりやすくなります。

　実際、留置期間が平均33日間でのデータでは、40％にカテーテルの内部の閉塞や尿の流出の不良化が観察されています[1]。

詰まりの予防対策

　対策法としては、下記のことがあげられます。
・カテーテルの交換頻度を頻回にする。

- 間歇的自己導尿、または夜間留置のみで対処するナイトバルーンを利用する。
- 間歇的自己導尿に用いるカテーテルの材質は、親水性やジェルコーティングしているものが、何もコーティーングしていないカテーテルと比べて、対費用効果では劣るものの、感染予防の面からは推奨される材質であると報告されている[2]。
- 尿を停滞させないカテーテル管理（カテーテルクランプの禁止など）。
- 1日排尿量が2,000 mL前後確保できるように、水分摂取を十分にする。
- ビタミンC（原末3～5 g）やビタミンCの多く入ったジュース（クランベリージュースなど）の飲用を勧め、尿pHの酸性化を図る（pH6～7を目標）。尿の酸性化が強いときは、クエン酸塩（商ウラリットなど）を投与して、尿のアルカリ化を図る（pH7～8が至適）。
- 凝血塊などで閉塞をきたしやすい場合など、必要なら滅菌水（血尿がある際には注意が必要）、または生理食塩水で膀胱洗浄（高圧をかけないようにゆっくり洗浄するだけでよい）。
- 感染の原因となった細菌が尿培養で分離され有症候性感染を起こした場合は抗菌薬を投与し、さらに感染菌が尿素分解菌だった場合は尿の酸性化を図る。
- ARBのもつPPARγ（ピーパーガンマ）作用は抗炎症作用を有しており、カテーテル内腔のバイオフィルム形成を阻害する作用もあると考えられる。ARB投与患者にはカテーテル閉塞が少ないとされており[3]、降圧薬の変更も一手となる。

　QOLの向上には、昼間はカテーテルにDIBキャップ（ディヴインターナショナル社）と携帯用蓄尿バッグの使用、夜間はナイトバルーンカテーテルの使用をお勧めします。ディヴインターナショナル社のナイトバルーンは、自己導尿と留置カテーテルのハイブリッドのようなもので、留置カテーテルのバルーンを膨らます注射器の代わりに、あらかじめ図のような

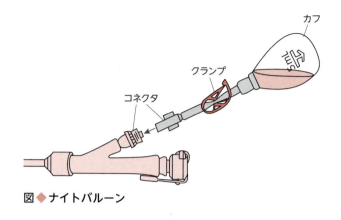

図◆ナイトバルーン

　小さな容器（カフ）に水道水を吸引させておき、コネクタでバルーンが付いたタイプの自己導尿用のカテーテルに接続して、クランプを外すとバルーンが膨らんだ状態となるアイディア商品です。注射器を使ってバルーンを膨らませることは、体内に水を送り込む医療行為なので、厳密に考えると医療資格者しか行えません。このナイトバルーンは、クランプを外すだけで、自然に体内に水が流れるように設計したことで、医療者以外の方が操作しても、医療法上の問題がなくなりました。
　夜間多尿の患者や膀胱容量が小さい患者では、ナイトバルーンを使用すれば夜間に導尿のために起きる必要もなくなります。昼間は自己導尿で対応し、夜間は留置状態で安静することが可能となりました。

　バルーンを固定するために注入する蒸留水の黄色化、蓄尿バッグが紫色に変色する紫色バッグ症候群は、あまり大きな問題とはならないと考えてよいと思います。バルーンを膨らませた蒸留水に、尿中のアンモニアなどの成分が浸透圧でバルーン内に少しずつ移行するため、バルーン交換の際に吸引した蒸留水が黄色く変色していることがありますが、これは感染ではなく正常な反応なので問題はありません。また、便秘や便汚染があるような症例では、尿中のインジカンが細菌により分解されて、蓄尿バッグが

紫色に変色するケース（紫色バッグ症候群）がありますが、有熱性の感染へ移行する心配はありません。長期留置に伴う、尿道口の拡大や腹側への分裂も、肉芽が感染さえ起こさなければ致命傷とはなりません。

なお、カテーテルがくり返し詰まるとだんだん太くしてしまいがちですが、18Fr以上のような太いカテーテルは、尿道を過伸展させて尿道膜-筋層の血流を阻止させてしまいます。その結果、尿道狭窄、尿道皮膚瘻、尿道憩室などを起こしてしまうので、留置カテーテルは**原則として16Fr以下の柔らかいカテーテルを使用**するようにします。

参考文献

1) Kunin CM, et al：Indwelling urinary catheters in the elderly. Relation of "catheter life" to formation of encrustations in patients with and without blocked catheters. Am J Med, 82：405-411, 1987
    - ▶ 65歳以上の50名の患者の実態調査。カテーテルの留置期間は、平均33.2日だった。交換時には40.4％でカテーテルの閉塞や尿の流れの劣化が認められた。閉塞しがちな患者では、尿のアルカリ化が強くなり、結石や粘液により、さらに閉塞が起きやすくなる。

2) Bermingham SL, et al：Intermittent self catheterization with hydrophilic, gel reservoir, and non-coated catheters: a systematic review and cost effectiveness analysis. BMJ, 346：e8639, 2013
    - ▶ 間歇的自己導尿に用いるカテーテルの材質について、多くの論文をシステマティックに比較した。無菌性の非コートカテーテルと、ジェルリザーバー群、親水性カテーテル群と感染の発生率で比較すると、非コート群は発生率は高いが、対費用効果では変わらなかった。感染予防的の立場から考えると、ジェルリザーバー群、親水性カテーテル群が推奨される。

3) Kurtz TW, et al：Antidiabetic mechanisms of angiotensin-converting enzyme inhibitors and angiotensin II receptor antagonists: beyond the renin-angiotensin system. J Hypertens, 22：2253-2261, 2004
    - ▶ ARB系の降圧剤の有するPPARγ活性は、抗糖尿病作用、臓器保護作用、抗炎症性作用など多岐にわたる作用を有することを示した論文。PPARγ活性が抗菌作用や抗炎症作用をもたらし、ARBを使用する患者で、カテーテルの閉塞が減少することと関連していると、引用されることがある論文。

第3章 排尿管理のコツと注意点

1 尿道カテーテル
D 尿道カテーテルを抜くタイミング
抜くは一時の苦労、抜かぬは一生の苦労

「抜くは一時の苦労、抜かぬは一生の苦労」

　というサブタイトルの意味は、抜くときは残尿測定を何回も行ったり、患者さんに説明をしたりで、確かに手間はかかります。しかし、自力で排尿できるようになれば、患者さんからは感謝されるし、カテーテル管理からは解放されます。抜かずにいれば現状維持と一見思われますが、感染は頻回になるし、患者さんのADLはだんだん低下し、一つとしていいことはありません。まずやってみることが大切なのです。

　上田らは、老人病院でカテーテル管理をされていた患者の89％が抜去可能であったと報告しています[1]。適切な尿路感染の管理と残尿測定などのマネジメントを行えば、カテーテルフリーとなるケースは驚くほど多いと言えます。

ADLでタイミングをはかる

　尿道カテーテルを抜くタイミングは、留置になった原因により異なります。アルコールや薬物による排尿障害で留置となった場合は、ADLは良好な場合が多いため、尿閉となった原因が取り除かれていれば、いつでも抜去可能と考えられます。

　術後や、廃用萎縮を合併している患者さんの場合には、その患者さんの

ADLが最も重要となります。**ADLの悪い方ではバルーン抜去の成功率は低く、リハビリなどでADLの向上を考えねばなりません**。また、長期留置していると膀胱の尿意知覚が低下していることも珍しくなく、そのような患者では膀胱訓練（第1章-7参照）を行い、尿意知覚が戻るのを確認後に抜去を試みることをお勧めします。

なお、慢性便秘があると、尿閉に便秘も関与していた可能性も高いので、便秘のコントロールもしっかり行ったうえでのカテーテル抜去が必要です。

バルーンカテーテル留置患者に対し、カテーテル抜去を試みる前にα遮断薬を先行投与することの有用性についての検討はいくつか行われており、その有用性は示唆されています。

何日前からα遮断薬を投与すべきか？ どのα遮断薬が最も有効か？ などの細かい点についての検討は報告されていません。経験上からは最低でも3日、できれば7日ほどα遮断薬は先行投与した方が有用と思われます。

さらに、長期留置による感染、尿混濁を考慮し抗菌薬をカテーテル抜去前日より3〜5日程度内服させると安心です。

時間は朝がオススメ

カテーテルは**早朝に抜去した方が、その後の排尿の観察が容易**です。11時頃の回診でカテーテル抜去を決めて昼食後に抜去などとすると、夕方まで尿が一度も出なかったりしたら不安を夜に持ち越すことになります。外来の診察でも、カテーテルの抜去は午前中の早い時間に行い、夕方まで排尿のない際には来院してもらいます。そのうえで再留置を考えます。排尿できていても翌日には再診してもらい、残尿を確認するなどのケアをお勧めします。数日経過して、頻尿や失禁があっても尿閉となっていなければ後日泌尿器科に相談することで、間に合うことが多いです。

福井大学医学部泌尿器科の青木芳隆先生らが作成した「尿道カテーテル抜去パス」には、抜去する前からした後までの手順が紹介されており、「パス最前線」のホームページ[2]からダウンロード可能です。

抜去後の観察

　カテーテル抜去後2～3時間毎に携帯残尿測定器（ゆりりん、リリアム$α$-200）を用いて残尿をチェックし、6時間経っても自排尿がない場合や、残尿測定で400 mL以上の尿貯留があれば、導尿での残尿測定をすることで、**抜去後のアセスメント**を標準化しています。

　2016年4月の保険改定で、「**排尿自立指導料**」が新設されました。医師、専任の看護師・理学療法士がチームを組んで、カテーテル抜去に向けてのアセスメントを行って排尿管理をした場合には、週当たり200点の管理料が算定できるものです。現在は、一部の病院内での算定に限られていますが、今後は在宅などにもこの指導料は広がっていくことが予想されます。こうした標準化に沿ったマネジメントをしていくのは、将来のことを考えても良策と言えます。あわせて、残尿測定をカテーテル管理も含めたチーム医療のマストアイテムとして、運用していきたいものです。

　筆者が急性期総合病院泌尿器科に勤務していた際に、他科病棟から退院転院前のカテーテル抜去を依頼されることは、少なからずありました。時には「明日退院なんですが、今日抜いて何とかしてもらえますかぁ」などという、とても難しい注文・依頼もありました。このような場合には、カテーテル抜去と自排尿の確立の観察には少なくても1週間はほしい旨を病棟師長に要望していました。当時は、カテーテルクランプをして、尿意の発現を促し、カテーテル抜去を行っていた理由によります。

現在は、抜去前に尿路感染の管理が十分であれば、すぐに抜去・その後のマネジメントが重要となってきました[3]。前述の「尿道カテーテル抜去パス」があれば、それに準じて病棟、あるいは排尿チームで実施すれば、マネジメントも容易となります。

　退院後の生活を考えたうえでカテーテルをどうするかについて、重要視していない医師や病棟スタッフが多くて閉口することも、当時は多々ありました。

参考文献

1) 上田朋宏, 他：老人総合病院における入院患者の排尿管理について−カテーテル留置およびおむつ管理315例の治療経験−. 泌尿紀要, 37：583-588, 1991
   ▶ カテーテル抜去後（おむつはずし後）、検尿を行い、尿路感染の治療を行い、残尿50 mLを境界に内服薬を追加することで、157名のカテーテル留置例で139例（89％）は、カテーテルフリーとなり、おむつ装着者158例のなかで、157例（99％）が、おむつ外しが可能であった。現在、間質性膀胱炎の大家となった上田先生が、医師3年目に赴任した老人病院で医師一人がメディカルスタッフ（当時はパラメディカルと呼ばれていた）を巻き込んで行った、排尿管理の歴史上画期的な仕事の論文。

2) 「パス最前線 2015年春号」, Medical Library（第一三共株式会社）：https://www.medicallibrary-dsc.info/useful/magazine/path/backnumber/2015sp.php

3) 北廣和江：尿道留置カテーテルの抜去時期に迷う術後患者への対応. 看護技術, 62：2-5, 2016
   ▶ カテーテル抜去時期に迷う直腸癌の患者の事例紹介を通して、抜去時期のマネジメントを看護師の立場から細かに記載したマニュアル。最新の残尿測定器リリアムα-200やブラッダースキャン6100および自己導尿用のカテーテルの紹介もされている。

第3章 排尿管理のコツと注意点

1 尿道カテーテル

E 尿道留置カテーテルを留置したら、尿路感染は必発と思え

どのくらいの確率で感染は起こるか

　尿道カテーテルを留置した際、細菌尿の出現率は1日あたり3～10％ずつ増加していきます。短期間の留置では大腸菌などの腸内細菌が多く、長期間（1カ月以上）の留置では緑膿菌やセラチア、黄色ブドウ球菌など耐性菌が増えてきます。また、長期間の留置では複数菌感染が増加します。

　感染リスクを考慮して、蓄尿バッグを用いた閉鎖式ドレナージを行っている場合が多いと思いますが、それでも**留置後7～10日には約25～50％で細菌尿が観察され、30日以上留置するとほぼ100％で細菌尿が観察されます**。ちなみに、開放式ドレナージでは、カテーテル留置後4日でほぼ100％細菌尿がみられます。

　カテーテル関連尿路感染症は無症状に経過することが多く、症状があってもカテーテルを抜去すれば多くの場合改善します。しかし、男性では精巣上体炎や前立腺炎を併発することがあり、男女ともにカテーテル挿入部である尿道口の刺激や感染によるただれや変形は、長期留置となる場合ではかなりの頻度で起きてきます。また、リスクの高い患者の場合、腎盂腎炎を併発し敗血症に至ることもあります[1]。

　そのため留置する際には、以下の注意が必要です。

①特に多剤耐性菌感染が長期留置では少なくないことを認識する。
②無菌的挿入と維持に関する知識と技術をもった医療従事者が取り扱う。
③必要時（術後、状態急変時、排尿できない場合）にのみ留置し、医療従事者の便宜のために使用しない。
④カテーテル留置する際は抜去のタイミングも考えておき、可能な限り早期に抜去する。

尿道留置カテーテルによる感染経路

主な感染経路（図）

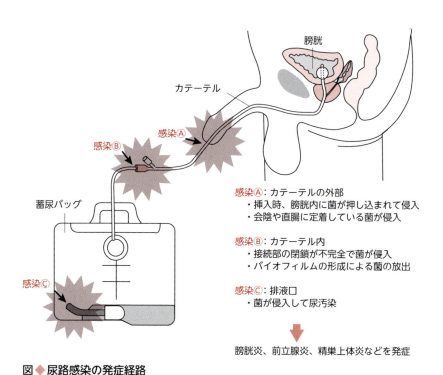

図◆尿路感染の発症経路

①尿道の微生物がカテーテル挿入で膀胱内に押し込まれる。

②会陰部や直腸の微生物が尿道とカテーテルの間隙を侵入する。

③蓄尿バッグとカテーテルの接続部の閉鎖が不完全で微生物が侵入する。

④蓄尿バッグ排液口からの微生物侵入によりバッグ内の尿が汚染され、カテーテル内に侵入する。

⑤バイオフィルムの形成により微生物が放出される。

　体内への微生物の侵入は、上記にあげた経路が主になります。このように侵入した微生物は、尿道、前立腺を経て精巣上体炎を引き起こしたり、膀胱から上行して腎盂腎炎を起こしたりすることもあります。

参考文献

1）Gould CV, et al：Guideline for prevention of catheter-associated urinary tract infections 2009. Infect Control Hosp Epidemiol, 31：319-326, 2010
   ▶ 院内感染の約40％は尿路感染であり、そのうちの75％はカテーテル関連の尿路感染症であるというデータに基づき、感染対策を詳細に記したガイドライン。

F カテーテルトラブルとその対処

カテーテルが入っているのに尿が漏れる

①詰まりやカテーテルの折れがないか、調べてみます。尿の流出がない場合でも、ゆっくり注入できることがあるので、方法としては、生理食塩水を10〜20 mLカテーテルからゆっくり注入して、回収できるか確かめます。回収できなければ完全に詰まっているので、交換を試みます。膀胱内に貯留した血液の小さな凝血塊が原因となることもあるので、膀胱洗浄は行うべき治療の1つです。

②カテーテル挿入の刺激で膀胱の過剰収縮が助長されている可能性もあり、膀胱の収縮を抑える薬剤(抗コリン薬)の投与を考慮します。この状況で、歩行が可能などADLが改善していれば、留置カテーテルから自己導尿への切り替えも選択肢の1つになりえます。漏れにくい太いバルーンへの入れ替えは、尿道狭窄をひき起こすことがあるので勧められません。

カテーテルの違和感や痛みを訴える

カテーテルの留置による違和感や痛み、いきみは、尿意が保たれていてカテーテル留置が必要なケースに多くみられます。インドメタシンの坐剤やNSAIDsの投与で改善することもありますが、あくまでも一時しのぎと考えます。カテーテル交換直後に違和感や痛みがみられたら、カテーテル

の留置位置の異常（尿道に抜けかかっている、膀胱内にカテーテルが必要以上に長く挿入されている）も確認すべきです。

■ カテーテルがうまく入らない

　第3章-1Bにて挿入方法を紹介しましたが、挿入するために適切な仰臥位がとれなかったり、下肢が拘縮して尿道の観察ができにくい場合は、尿道がねじれてうまくカテーテルが挿入できないことも少なくありません。そのようなとき、特に男性のケースでは、あらかじめカテーテルにリドカインゼリーを塗布する以外に、シリンジでゼリーを10 mLほど尿道から注入する（ショックなどに十分配慮する、第3章-1B参照）。その後すぐに挿入するとうまく入ることがあります。それでも挿入困難な場合は泌尿器科専門医にコンサルテーションしましょう。

■ カテーテルが抜けない

　多くの場合、インフレーションルーメンが詰まってバルーンが収縮できないことが原因です。インフレーションバルブから水を1 mL注入し、詰まりが改善するかどうかをみてみます。水が入っていかない場合は、インフレーションルーメンのルート閉塞が、二股の部分に起きていることが多いので、この部分よりカテーテルの先端側で尿道カテーテルを切断します。バルーンがしぼめば、容易にカテーテルは抜去できます。それでも縮まない場合は、インフレーションルーメンの細いルートにガイドワイヤーを挿入して、先端のバルーンを破く操作が必要となります。しかし、この操作はエコー下での観察を要するので、在宅での対応は厳しいものがありました。しかし最近では、ポータブルエコーなどの利用もできるようになったので、事情はかなり変わりました。どうしても抜去できない際は、ガイドワイヤーを用いた操作や、恥骨上からの23 Gなどの細いカテラン針を利用して、エコーガイドでのバルーンの直接穿刺も行うことができるかもしれません。もちろん、専門医へのコンサルテーションが大事であることは言うまでもありません。

第3章 排尿管理のコツと注意点

2 自己導尿は、こんな人にお勧め

自己導尿を考えるとき

①尿閉
②多量な残尿
③くり返す尿路感染

がみられた際には、短期的にはカテーテル留置でもいいのですが、**長期となることが予想される場合は、自己導尿での管理を勧めたいものです**。カテーテル留置は、第3章-1Aで述べたようにいろいろな合併症が懸念されるからです。

● **尿閉の場合**

　全く尿が出ない場合でADLがある程度保たれている、カテーテル留置を希望しない場合がこれにあたります。

● **100 mL以上の残尿が存在し、頻尿、尿失禁を伴う場合**

　下部尿路閉塞が進行して、膀胱に尿が充満し、溢流性尿失禁が起こっている場合が該当します。過活動膀胱を合併した前立腺肥大症もこれに含まれます。

　他にもDHIC（detorusor hyperactivity with impaired contraction）という、排尿筋力が低下し残尿が多いにもかかわらず、過活動膀胱症状によ

り頻尿や尿失禁がある状態などが適応となります。

● **残尿があり、膀胱尿管逆流などにより、尿路感染をくり返す場合**

多量の残尿は細菌感染のリスクです。尿路感染の原因を残尿と考え適応となります。

● **他の選択肢が選べない場合**

例えば前立腺肥大が高度となり残尿が多くなって、手術を勧められている。しかし、仕事が忙しくて、あるいは手術を受ける決心がつかずにいる。カテーテル留置はしたくない。こういった方には、自己導尿を勧めます。

キーワードは、**残尿を減らすため**です。
では、残尿が多いままだとどうなるでしょうか？

多量の残尿による影響

● **腎臓への影響**

多量の残尿が続くと、膀胱尿管逆流により尿が逆流して水腎症や腎盂腎炎などが生じたり、上部尿路内圧が上昇して腎機能の低下につながります。

● **膀胱への影響**

多量の残尿があると膀胱の排尿筋が伸びきってしまい、排尿筋の収縮力が損なわれ膀胱機能が低下します。長い期間持続すると、膀胱は肉柱形成をきたして、収縮力がさらに低下して、尿閉に至ります。また残尿が増えることでの細菌感染のリスクも高くなります。

第3章 排尿管理のコツと注意点

3 残尿・排尿量測定器のいろいろ

　残尿測定のために、**下腹部に超音波のプローブを当てることで、残尿の有無はもちろん、膀胱内や前立腺の状態もある程度わかります**。撮影した画像を患者さんに見せて説明することは、単に数字で残尿が多い、少ないを説明するより、多くの情報量となります。**患者さんからの信頼も高まりますから、「まずは残尿測定」**です。

残尿測定器

 ### エコー検査

　エコー断層検査のプローブで、膀胱内尿量を計測する。これが基本です。残尿だけでなく膀胱内の病変まで、かなり詳細に知ることができます。
　エコーでの残尿測定のやり方は、図1のように膀胱を横断面、矢状断面で撮影して、カーソルを用いて横断面で1カ所（長径）、矢状断面で2カ所（短径、前後径）計測し、計算します。
　前立腺が突出しているケースでは、矢状断面の前後径を計測する際どこにカーソルを当てるかで迷う可能性があります（図2）。出っ張っているところは無視して、出っ張っていないと考えてカーソルを合わせる方が、実際の数値には近くなります。

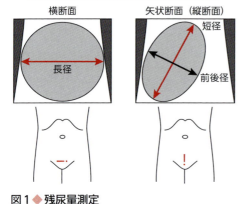

図1◆残尿量測定

図2◆膀胱の矢状断面エコー像

ブラッダースキャン

　原理はエコー断層検査と同様で、軽量で簡便な操作で残尿測定できます。腹部に押し当てると、膀胱の残尿量を計測して数値として表示します。精度はかなり高いですが、膀胱の変形があったり、残尿が大量だと誤差が大きくなります。

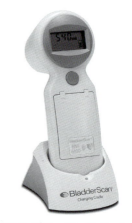

図3◆ブラッダースキャン
膀胱用超音波画像診断装置 ブラッダースキャン システム BVI 6100（シスメックス社）

ゆりりん、リリアムα-200

原理はエコー断層検査と同様で、精度はブラッダースキャンとほぼ同等で継続的に膀胱容量をモニターできます。アラーム機能がついていて導尿や排尿すべき希望の膀胱内尿量になるとアラームで教えてくれます。適切な導尿する時間を知りたい場合や、膀胱訓練などにも使用可能です。リリアムα-200は排尿の前後に尿量を測定しておくと、後から排尿日誌を作成することも可能となりました。

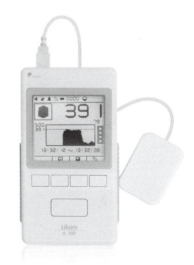

図4 ◆ リリアムα-200
膀胱用超音波画像診断装置リリアムα-200（リリアム大塚社）

排尿日誌兼用尿量測定器

排尿量を測りながら、自動的に排尿した時間も記録してくれるので、排尿日誌を記入しなくても済む便利な器械です（第1章-7参照）。

さらにP-Flowdiaryは排尿した際の勢いも測定できます。

重さは465gで、片手で十分使用できます。音声ガイドで排尿を指示してくれるので、器械に詳しくない高齢者でも簡単に使用できます。またBluetoothを利用してパソコンと接続すれば、リアルタイムに排尿記録がパソコンにデータ入力されるのが利点です。

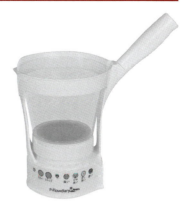

図5 ◆ P-Flowdiary
携帯式尿流量計 P-Flowdiary（村中医療器）

第3章 排尿管理のコツと注意点

4 排尿日誌をつけてもらうコツ

　排尿日誌は、日記と違って、文章を書いたりするわけではありません。排尿ごとに尿量と排尿した時間を記入してもらいます（図）。特別に強い尿意（尿意切迫感）があったり、漏れたりするエピソードがあれば、それも記入してもらいます。ただ、正常の人に比べて回数が多い排尿を、すべて記録するわけですから、なかなか大変です。
　しかし、多尿や睡眠障害の除外もできるメリットを考えれば、ぜひとも

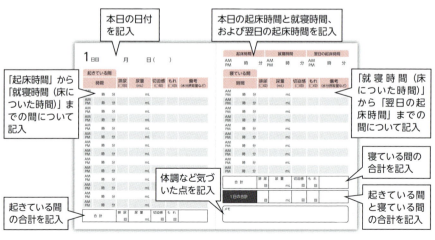

図 ◆ 排尿日誌の例

患者さんに記録してほしい貴重なデータであることを、患者さんに伝えることが大事です。

　高血圧の降圧療法が、以前は診察室での血圧測定で行われていました。診察室では緊張して、血圧が高めに出る「白衣高血圧」もありました。それが、今では家庭血圧の記録を重視して、降圧薬の用量なども決まります。

　頻尿や過活動膀胱の治療にも、家庭血圧に相当する「排尿日誌」の記録が大変重要であることを、患者さんに説明することが大事です。「大事なんだから、記録しないといけないんだ」という気持ちが患者さんに伝われば、半分こっちのものです。

　排尿日誌をつけていただくコツは、この日誌をつけることがかなり大変なことに共感することです。「私もつけたことがありますが、夕方になると面倒くさくなってきて、ついついやめたくなりました」といった話をすると、グッと患者さんとの距離が近づきます。そのうえで、「でもこのままでは、ずっと頻尿で困っているあなたがとても心配なので、大変だけれど排尿日誌をつけて実情を教えてほしい…」というアプローチで患者さんのやる気を起こさせます。おまけに「排尿日誌を記録すると、10〜15％の患者さんの頻尿の原因が多飲・多尿であって、その場合は飲水制限するだけで頻尿が治りますよ」ということを強調して、治療意欲をさらにかき立たせることもあります。

　また、他人事のような感じで受診している人には、「この日誌をつけることで、頻尿の原因が心不全による夜間多尿であることがわかることもあります」など、頻尿の原因に恐ろしい病気が隠されている例があることなどを説明して、**記録しないと大変になるかも、と迫るのもモチベーションを起こさせる一手です。**

　なお、日誌の記入の仕方の説明は、メディカルスタッフの方にお願いすると、先生には言えなかった「新事実」も患者さんから聞き取れることもあります。また、前述の尿量計測器に付加機能の付いたものを使用すれば、排尿日誌も一緒に行える時代がやってきました（第1章-7参照）。

第3章 排尿管理のコツと注意点

5 おむつの選び方

おむつという選択

　市民公開講座などで、ちょっと漏れるようになったら、「くすり」か「パッド」のいずれを選択しますか？という質問を参加者にすると、おおむね半数に分かれます。「くすり」は飲みたくない、という方は「パッド」を選択することになります。腹圧性尿失禁や過活動膀胱の薬物療法や理学療法が奏効しないケースも、「パッド」を使用することになります。「くすり」に慣れてきたら、オムツの知識も増やしておくと、患者さんの相談にものりやすくなります。「パッドを使用しています」と患者さんが言い出したら、すかさず「何mL用のものですか？」「大体、何枚くらい交換しますか？」という質問が続くようになれば、患者さんの信頼も増すというものです。基礎的な知識だけでも、増やしておきましょう。
　高齢化が進む現在、実は大人用のおむつが赤ちゃん用を上回る市場となっています。どれを選べばよいのか迷うくらい多くの種類が売られています。患者さんが快適に生活するためには、患者さんのADLや生活リズムなどを把握したうえで、適したおむつを選ぶことが大切です。

　おむつは、アウター（いわゆるおむつ）とインナー（尿パッド）に大きく分けられます。適切なアウターとインナーの組み合わせを、患者（使用者）の希望も含め検討し、選ぶようにしましょう。

なお、尿パッドに似ているものに生理用ナプキンがありますが、尿や血液を吸収するポリマーの含まれている量が全く違います。尿失禁用は、生理用の何倍もの水分を吸収するポリマーが含まれています。生理用では、水分を吸収する機能は弱いので、たくさんの尿漏れがあると水分を吸収しきれず、尿かぶれなどの肌荒れの原因になります。

以下、ユニ・チャーム社のホームページを参考にバリエーションを紹介します[1]。

おむつの選び方

チョイ漏れ程度であれば、インナーを使用します。自分でズボンのベルトを締めるのも不自由そうな方には、アウターのみ（パンツタイプ）を勧めます。介助を受ける度合いが増えそうな方も、アウター（テープ止めタイプ）を勧めます。アウターのみで、量が増えたときはインナーを追加することを、オムツの使用に関しての基本的なパターンとしています。あとは、素材や漏れる量、もちろん価格も大事です。大手のドラッグストアに行った際には、おむつ売り場をのぞいてみると、とても勉強になりますよ。

アウターの選択

患者のADL、漏れる尿量、患者のサイズ、そして患者の希望から選びます。

● **パンツタイプ**

自分でおむつを変えられるなど、比較的ADLの良好な方に適しています。1〜2回分程度の尿を吸収できる薄型タイプや、4〜5回分程度の尿を吸収できる厚型タイプがあります。

インナー（尿パッド）を使用すれば、アウターま

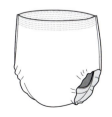

で交換する必要がなくなり、手間もコストも減らすことができます。しかし、手の動きが不自由な方では、アウターにインナーを貼り付ける動作が難しくなるので、アウターだけで対応することもあります。そのため、漏れる量の把握が大変重要となります。

● **テープ止めタイプ**

寝て過ごす時間が多いなど、ADLが比較的低い方に適しています。

2～4回分の尿を吸収できますが、インナー（尿パッド）を併用することでさらに吸収力を高めることができ、また手間とコストも減らすことができます。

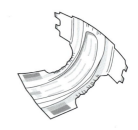

インナーの選択

アウターのタイプと患者の性別、漏れる尿量から選びます。

アウターのタイプにあわせ、パンツタイプ用、テープ止めタイプ用とそれぞれにフィットするよう専用のインナーがあり、また性別によって形状が異なっている場合があります。

吸収力は、通常のもので尿2～3回分ですが、「長時間用」「夜用」など吸収力の高いタイプもあり、尿量によって選択します。なお、尿漏れが軽度の場合には、下着の内側にインナーを張り付けるだけで済み、おむつ（アウター）が必要ない場合も少なくありません。

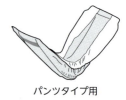

パンツタイプ用

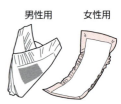

男性用　女性用

テープ止めタイプ用

性器脱に効果のある製品

　性器脱が原因で起きる尿漏れや排尿困難に対しては、図のような下着に装着するクッションが開発されています〔フェミクッション（女性医療研究所）など〕。下垂する膀胱や子宮を押し上げ、会陰部に落ち込むのを予防する効果があります。

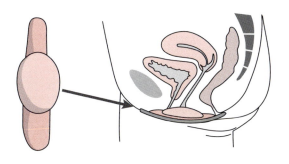

参考文献
1）「ユニ・チャーム ホームページ」http://www.unicharm.co.jp

第3章 排尿管理のコツと注意点

6 認知症患者の排尿管理

　認知症の方に失禁がみられることは少なくありません。これに対処するためには、まず、排尿というものが、どのような行動によって成り立っているかを細かく分けてみる必要があります。そのうえで、どの部分の問題なのかをきちんと整理する必要があります（図1）。

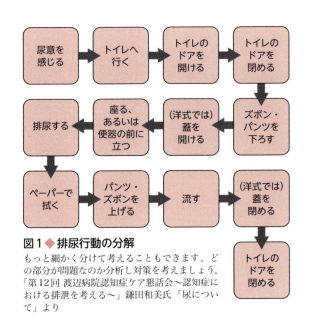

図1 ◆ 排尿行動の分解
もっと細かく分けて考えることもできます。どの部分が問題なのか分析し対策を考えましょう。「第12回 渡辺病院認知症ケア懇話会〜認知症における排泄を考える〜」鎌田和美氏「尿について」より

「尿意を感じる」段階に問題あり

　問題である部分を特定したら、その部分の対策を検討しますが、認知症で多くみられる尿意・便意を感じない人、認識できない人、伝えられない人の排泄介助（toileting assistance）には、以下の3つの方法があります[1]。

■ 時間排尿誘導

排尿が自立していない患者に有効です。

　あらかじめ時間を決めておき、失禁しないように夜間を含め2～4時間ごとにトイレに誘導する方法です。患者の動機づけが不要なので、認知障害が高度の場合でも可能ですが、その反面、介護者の負担は大きいです。

■ パターン排尿誘導

排尿時間のパターンが決まっている患者に有効です。

　患者の排尿習慣をふまえ、適切な時間に排尿誘導する方法です。そのため排尿日誌などが重要になってきます。適切な排尿時間は個々で異なるので介護施設などでは難しいですが、家庭では最も優れた方法と考えられます。

　実際、身体機能、認知機能の低下した切迫性/腹圧性尿失禁を有する高齢者に対してこの方法を行ったところ、尿失禁の改善がみられたという報告があります[2]。排尿日誌兼用尿量測定器P-Flowdiary（第3章-3参照）などを利用すれば、よりよいアセスメントが可能になると考えられます。

■ 排尿習慣の再学習（Prompted Voiding : PV）

排尿の促しに反応できる患者に有効です。尿意をある程度認識できれば、認知機能はある程度障害されていても可能です。

　方法としては、子どもに排尿習慣を身に付けさせるのと同様に排尿を促します。その際、自尊心を傷つけるような素振りや言葉遣いをしないように注意します。

表 ◆ 客観的に計る排尿のタイミング

1. 排尿日誌から食後何時間くらいで尿が出そうかキャッチ
2. 「ゆりりん/リリアムα-200」の定時測定で尿が出そうなタイミングをキャッチ
3. 「ブラダースキャン」や「ゆりりん/リリアムα-200」で残尿を測定し「○○cc溜まってます」と説得の材料に

①**定時的に失禁の有無を尋ねる。**
「漏れていますか？」という質問は不適切で、「下着はきれいですか？」「下着は汚れていませんか？」などのように質問する。

②**失禁の有無を確認する。**
「ちょっと背中を見せてください」「下着がずれているので直しましょうか？」などと婉曲的な言い方をして確認する。
⇒失禁がなければ褒めるなど、共感する（失禁がある場合はコメントしない）。

③**排尿の意思を確認する。**

④**意思にかかわらずトイレ誘導する。**
意思がない場合は残尿測定器などを利用して、「そろそろ行きましょうか？」などと誘導することも説得力のある客観的な方法（**表**は野上病院の梅原雅子先生が考案した方法）。
⇒排尿の意思を示して排尿があったなら、意思表示できたことを褒める（排尿がなければコメントしない）。

⑤**次の訪問時間を告げ、漏らさないよう励ます。**
⇒トイレで排尿できるようになったときのイメージを確認するための励ましを行う。

この方法の有効性については、いくつかの無作為化臨床試験が行われていて、いずれもこの方法で尿失禁の頻度が有意に低下したと報告しています[3]〜[5]。

「トイレに行く」段階に問題あり

　トイレの位置がわからないなどの場合には、トイレまでの照明を人感センサーにしたり、わかりきった自宅でも「トイレ」や「便所」などと大きな表示をすることが肝要です（図2）。その他、転倒しにくい工夫や、ADLが制限されていても使いやすい工夫なども大事です。

　環境を整えることは、認知症の進行にもいい影響があります。レーガン元大統領は77歳で大統領を退官、その4年後にアルツハイマー病と診断されています。彼の奥さんのナンシー夫人は、自宅にホワイトハウスの執務室を再現し、あたかも執務するように、毎日決まった時間に新聞や雑誌などを読む訓練を行い、認知症の進行を止めたと言います。認知症の方の昔の職業に関係することを利用して、個々の潜在意識を呼び覚まさせながら排泄管理を行うことは、試みるべき方法です。

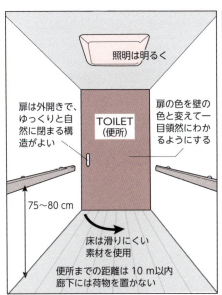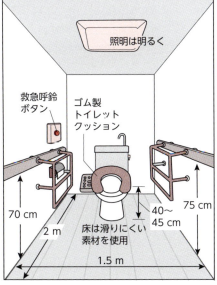

図2 ◆ 認知症患者の使いやすいトイレ

参考文献

1) 「高齢者尿失禁ガイドライン」（岡村菊夫，他），平成12年度厚生科学研究費補助金(長寿科学総合研究事業)事業
   - ▶ 名古屋大学排泄情報センターなどが中心になってまとめている高齢者の尿失禁や排泄ケアのバイブル的な存在。

2) Colling J, et al : The effects of patterned urge-response toileting (PURT) on urinary incontinence among nursing home residents. J Am GeriatrSoc, 40 : 135-141, 1992
   - ▶ 老人ホーム在住で身体機能、認知機能の低下した切迫性/腹圧性尿失禁を有する平均年齢85歳の高齢者に対して、個々の患者の排尿パターンに合わせた排尿誘導を12週間試みた群では、86％に尿失禁の改善がみられた。

3) Creason NS, et al : Prompted voiding therapy for urinary incontinence in aged female nursing home residents. J Adv Nurs, 14 : 120-126, 1989
   - ▶ 老人ホーム在住の高齢女性尿失禁症例85人を、排尿習慣の再学習を行う群と単なる失禁介護を行う群に分けたところ、排尿習慣の再学習をさせた群で有意に尿失禁の頻度が低下した。

4) Hu TW, et al : A clinical trial of a behavioral therapy to reduce urinaryincontinence in nursing homes. Outcome and implications. JAMA, 261 : 2656-2662, 1989
   - ▶ 老人ホーム在住の高齢女性133名を、13週間の行動療法群と通常のケアを行う群に分けたところ、行動療法群では尿失禁の頻度が有意に改善した。

5) Schnelle JF : Treatment of urinary incontinence in nursing home patientsby prompted voiding. J Am Geriatr Soc, 38 : 356-360, 1990
   - ▶ 認知障害・ADL障害および尿失禁を有する老人ホーム在住の平均年齢82歳126人を、排尿習慣の再学習をさせた群とコントロール群に分けたところ、排尿習慣の再学習をさせた群で有意に尿失禁頻度の低下がみられた。

第3章 排尿管理のコツと注意点

7 排尿障害に詳しい泌尿器科医の見分けかた
細分化していく専門性

　ひと昔前は、泌尿器科医＝皮膚科医、つまり皮膚泌尿器科（通称「ウロデル」）のイメージが強く、私も開業した頃は、皮膚も診察してほしいと患者さんに言われました。もちろんトレーニングも受けていないので、断りました。

　現在泌尿器科でも、大病院に勤務している先生のなかには、癌専門になっている人も多くなりました。また、癌患者の診察が忙しい病院では、過活動膀胱や排尿障害の患者さんは待ち時間も長くなり、病診連携で開業医での継続加療を勧められるケースも増えました。ですから泌尿器科医のなかでも、泌尿器内科的な排尿障害の患者さんをあまり診ていない先生がいても不思議はありません。これからは泌尿器科のなかでも、専門性をもった泌尿器外科と泌尿器内科に分かれていくと予想されます。

　では、どうやってその専門性を見分けるか？ もちろん、顔の見える連携（患者さんのやりとりや個人的な知り合い）があれば、問題なく紹介できます。それがない場合、インターネットのホームページなどで、排尿に関する治療内容に**干渉低周波や磁気刺激治療器を導入している施設であれば、おおむね排尿障害治療に力を入れていると考えていいと思われます**。新しい治療法など、排尿障害診療の動向に注意している確率が高いです。
　紹介先を探すときの参考にするといいかもしれません。

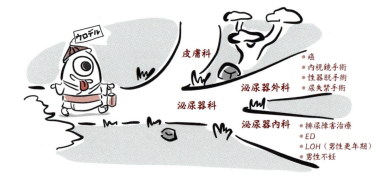

貝原益軒は、若い頃頻尿だった？

　「医は仁術なり」の記述で知られる「養生訓」をあらわしたのは貝原益軒です。さぞ健康に気をつけた生活をしていた「健康オタク？」と想像するかもしれません。

　益軒は福岡藩黒田家の藩医を勤めましたが、30代の頃はいろんな病気になっていたことが、彼の別の著書の「寛文日記」で知ることができます。それによれば、36歳で「肛門痛で寝られない」、38歳で「淋病にかかった」などの記載があり、とても健康的な生活とはかけ離れた私生活だったようです[1]。

　淋病は排尿痛、尿道からの膿などの症状があり、現在では抗菌薬の内服により数日で改善しますが、当時は抗生物質がありませんから、尿道の痛みをとるために使用したのは、銀（硝酸銀）だったと思われます。腎出血の際に腎盂内に尿管カテーテルを挿入して硝酸銀を注入する治療が昭和の頃は行われました。硝酸銀が腎粘膜を変性させて、出血を止めてくれる効果を期待したものでした。膀胱や尿道に硝酸銀が漏れれば刺激が強くなり、頻尿となっていたことは容易に想像されます。

　若い頃大変な病気をいろいろ経験した益軒が、健康に気をつけて、いろいろな健康方法の秘訣を記録したのは、反面教師の部分もあったのかもしれません。

参考文献
1）「日本史偉人：健康長寿法」（森村宗冬/著），講談社，2007

北大路魯山人も尿失禁で悩んだ？

　美食家であり、陶芸や書家としても有名だった北大路魯山人は、田螺（たにし）の生食により寄生虫の感染を起こして肝硬変となり、76歳で亡くなっています。仕事のために列車で移動することも多かったようですが、その際にひどい頻尿と尿失禁で閉口したという記録があります。そして前立腺の手術のため75歳で現在の横浜市立大学附属病院に入院となったことは、あまり知られていません。前立腺がオレンジ大に肥大していたという記録があります。尿閉寸前で、溢流性尿失禁の状態になっていたと思われます。合併症（おそらく肝硬変と診断）のため前立腺摘出術は行えず、膀胱瘻だけになったと思われます。昭和34年のことですから、今のようなバルーンカテーテルはありません。ネラトンカテーテルのようなものを、右下腹に挿入していたという記録があります。

　魯山人は水洗用の便器も作っています。75歳で尿閉寸前となっていたということですから、魯山人の前立腺肥大症は、50歳ごろから症状が徐々に出てきたとしても不思議ではありません。徐々に頻尿が顕著となり、将来を考えて、便器も自作陶器で満足できるものを作っておこうと思い立ったのかもしれません。彼の主催した美食倶楽部には、高齢の名士がたくさん集まっており、そういう方から、トイレもきれいにしろと言われたのかもしれません。

　いずれにしろ、尿漏れと尿のにおいに悩まされる客や将来の自分のために、トイレも自分の作品にこだわったかもしれません。自慢の陶器の作品を便器に使うという斬新なアイディアに加えて、困っている客に将来の自分の姿をだぶらせて、質の高い要求にこたえようとする芸術家の心意気を感じざるをえません。

カラーアトラス

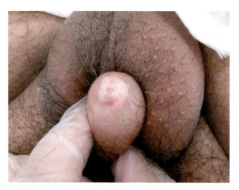

1 外尿道口が癒着した真性包茎
筆者がつまんでいるのは、外尿道口が癒着して、亀頭部が露出できない真性包茎の状態になった陰茎。陰茎の下は陰嚢。
(21ページ参照)

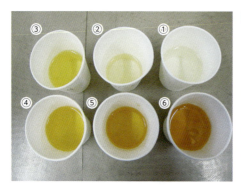

2 尿の色による水分摂取量の判定
①②は水分の摂りすぎ。尿の色も水のようになり、尿比重が1.005未満（1.010がちょうどよい）。
③が、ちょうど1.010の尿。お茶飲料の色と同じと説明している。
④⇒⑤⇒⑥となるにしたがい尿比重が高い尿。⑥は1.024。昔Fishberg濃縮試験という腎臓の働きをみる負荷試験で、正常の尿濃縮能力があると判定されるくらいの脱水状態の尿の色だった。
ビタミン剤などを内服していると、色が濃くなったりするので、注意は必要。
(47ページ参照)

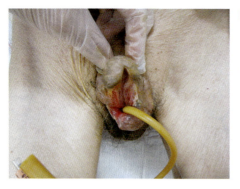

3 長期留置で尿道がひどく裂けてしまった外尿道口
こうなると、より感染が起きやすくなるため、膀胱瘻への移行などが検討される。
(139ページ参照)

索　引

数字・欧文

1日尿量 ……………………………… 46
α1刺激薬 …………………………… 116
α遮断薬 ……… 101, 102, 120, 122, 129, 151
β2刺激薬 ……………………… 33, 116
β3刺激薬 ……… 34, 62, 68, 98, 108, 116, 122, 123
HoLEP ……………………………… 125
NSAIDs ……………………………… 95
OAB-Bother 質問票による評価 …… 82
OABSS ……………………………… 29
PDE5 阻害薬 …………………… 122, 129
P-Flowdiary …………………… 163, 171
PVP ………………………………… 126
SGLT2 阻害薬 ……………………… 50
TUEB ……………………………… 125
TURP ……………………………… 124
VAS スケールによる評価 ………… 80

和　文

あ　行

アナフィラキシーショック ……… 145
胃腸薬 ……………………………… 116
溢流性尿失禁 …… 33, 78, 114, 122, 159, 178
飲酒 ………………………………… 116
陰唇の癒着 ………………………… 115
飲水指導 …………………………… 46
うっ血性心不全 …………………… 26
ウブレチド ………………………… 129
栄養障害 …………………………… 116
エコー ……………………………… 29
エコー検査 ………………………… 161
オピオイド ………………………… 120
おむつ ……………………………… 166
折れ ………………………………… 157

か　行

過活動膀胱 …… 19, 25, 34, 52, 54, 62, 76, 80, 89, 107, 121, 129, 133, 159, 165
過活動膀胱症状質問票 …………… 29
過活動膀胱治療薬 ………………… 66
過活動膀胱の診断基準 …………… 29
過活動膀胱の予防 ………………… 53
カテーテル関連尿路感染症 …… 154
カテーテル挿入 ………………… 141
カテーテルトラブル …………… 157
下腹部の手術後 ………………… 116
下腹部の診察 ……………………… 15
下部尿路の感染 ………………… 117
下部尿路の通過障害 …………… 115
カルシウム拮抗作用 ……………… 73
加齢 ………………………………… 116
間質性膀胱炎 ………………… 25, 90, 97
干渉低周波 …………………… 34, 66
感染 …………………………… 138, 154
感染経路 …………………………… 155
漢方 ………………………………… 15
漢方薬 ………………… 33, 89, 101, 135
寒冷 ………………………………… 116
気管支拡張薬 …………………… 120
機能性表示食品 ………………… 102
急性前立腺炎 …………… 115, 117
急性尿閉 ………………………… 113
切り替えのタイミング …………… 92
薬の特性 ………………………… 92
継続率 ……………………………… 87
血液がサラサラ ………………… 48
血管ツルツル …………………… 49
結石 ……………………………… 146
解熱・鎮痛薬 …………………… 116
健康食品 ………………………… 102
抗アレルギー薬 ………………… 120
高血圧 …………………………… 129
抗コリン薬 …… 34, 36, 62, 68, 76, 80, 84, 92, 98, 113, 116, 122, 123, 134, 157
抗コリン薬中毒 …………………… 78
口内乾燥 ………………… 65, 68, 76
口内乾燥感 ……………………… 84

索引

抗パーキンソン病薬 ……… 113
抗ヒスタミン薬 ……… 113, 116
高齢 ……………………… 133
高齢者 ……………… 73, 82
骨盤底筋訓練 ……… 43, 52, 54
コリン作動性クリーゼ
　……………………… 131
コンタミネーション ……… 19

さ 行

五月雨状出血 …………… 98
残尿 ………………… 108, 159
残尿感 ……… 39, 97, 100, 133
残尿測定 ………………… 36
残尿測定器 ………… 161, 172
残尿測定のやり方 ……… 161
時間排尿誘導 …………… 171
磁気刺激 …………… 34, 66
子宮筋腫 ………………… 115
子宮脱 …………………… 134
自己導尿 ………………… 159
脂質異常症 ……………… 129
ジスチグミン …………… 129
失禁 ……………………… 170
手術による神経損傷 …… 116
手術による治療 ………… 124
循環器疾患 ……………… 26
蒸留水の黄色化 ………… 148
食品の摂り方 …………… 44
心因性異常 ……………… 116

心因性頻尿 ………… 26, 90
腎盂腎炎 …………… 154, 160
腎機能の低下 …………… 160
神経因性膀胱 ……… 25, 38
神経損傷 ………………… 129
神経変性疾患 …………… 129
診察の基本 ……………… 14
水腎症 …………………… 160
水分摂取 ………………… 46
睡眠障害 ………………… 26
性器脱 … 54, 90, 115, 120, 133, 136, 169
性器脱の分類 …………… 134
性交 ……………………… 116
精巣上体炎 ……………… 154
生理中 …………………… 101
生理前 …………………… 100
脊髄損傷 ………………… 115
切迫性尿失禁 ……… 32, 34, 62
説明のしかた ……… 50, 84
前立腺炎 ………………… 154
前立腺癌 ………… 25, 115, 121
前立腺手術 ……………… 124
前立腺肥大症 … 25, 36, 40, 102, 113, 115, 116, 119, 121, 159, 178
総合感冒薬 ………… 116, 120

た 行

多剤併用 ………………… 82
多尿 ……………………… 24

チーム医療 ………… 18, 152
昼間頻尿 ………………… 23
長期留置 ……… 139, 151, 154
鎮痙薬 …………………… 119
詰まり ……………… 157, 158
詰まりの予防対策 ……… 146
詰まる原因 ……………… 146
低活動膀胱
　……… 37, 115, 116, 123, 128
出にくい ………………… 134
糖尿病 ……………… 26, 129
糖尿病性神経障害 ……… 115
動脈硬化 ………………… 107
特定保健用食品 ………… 102

な 行

内分泌疾患 ……………… 26
におい …………………… 16
肉柱形成 …… 37, 123, 128, 160
尿意切迫感
　……… 25, 29, 62, 97, 121, 164
尿失禁 …… 29, 32, 35, 38, 114, 119, 133, 139, 159, 178
尿失禁の原因 …………… 15
尿失禁を予防 …………… 53
尿潜血 …………………… 29
尿道カテーテル ………… 138
尿道狭窄 ………… 115, 121
尿道損傷 ………………… 139
尿道皮膚瘻 ……………… 139
尿道留置カテーテル …… 154

尿の勢いの低下 …… 100
尿の色で判定 …… 47
尿閉 …… 33, 36, 78, 112, 115, 118, 121, 139, 159, 160, 178
尿漏れ …… 15, 112, 114, 122, 169, 178
尿量測定器 …… 163
尿路感染 …… 159, 160
尿路感染症 …… 139
尿路結石 …… 25
認知症 …… 170, 173
抜くタイミング …… 150
膿尿 …… 19
ノコギリヤシ …… 102

は行

敗血症 …… 154
排泄介助 …… 171
排尿筋低活動 …… 128
排尿困難 …… 21, 100, 114, 115, 120, 136, 139, 169
排尿習慣の再学習 …… 171
排尿自立指導料 …… 152
排尿日誌 …… 49, 163, 164, 171
排尿力低下 …… 97
パターン排尿誘導 …… 171
貼り薬 …… 68
ハンナ潰瘍 …… 98
冷えが強い頻尿 …… 90
ビスホスホネート製剤 …… 50

泌尿器科医 …… 175
病歴 …… 14
頻尿 …… 23, 29, 36, 38, 39, 62, 95, 97, 100, 107, 112, 119, 121, 122, 133, 139, 159, 165, 177, 178
頻尿の定義 …… 23
フェミクッション …… 169
腹圧性尿失禁 …… 32, 33, 54, 90
副作用 …… 63, 68, 76
副作用の説明 …… 77
副作用を説明するコツ …… 84
太いカテーテル …… 149
ブラッダースキャン …… 162
分娩後 …… 116
平滑筋弛緩薬 …… 116
ベサコリン …… 129
ベタネコール …… 129
便秘 …… 54, 65, 76, 84, 86
便漏れ …… 54
包茎 …… 20, 115
膀胱炎 …… 25
膀胱癌 …… 29
膀胱鏡 …… 98
膀胱訓練 …… 43, 52
膀胱頸部硬化症 …… 121
膀胱結石 …… 25, 40
膀胱腫瘍 …… 39
膀胱の過剰収縮 …… 157

膀胱の神経障害 …… 115
膀胱瘤 …… 133, 136
ボタンボウフウ …… 107

ま行

慢性前立腺炎 …… 25, 91
慢性尿閉 …… 113
マンチェスター手術 …… 136
ムスカリン受容体 …… 62
ムスカリン受容体の分布 …… 92
紫色バッグ症候群 …… 148
メディカルスタッフ …… 17
眼のかすみ …… 76
漏れる …… 134

や行

夜間頻尿 …… 23, 95, 102
薬剤 …… 118
薬剤性 …… 116
薬剤の選択 …… 69
薬理学的特性 …… 72
ゆりりん …… 163

ら行

卵巣腫瘍 …… 38
リドカインショック …… 145
留置位置の異常 …… 158
リリアムα-200 …… 163
ロキソニン …… 95

● 著者プロフィール

影山　慎二（かげやま　しんじ）

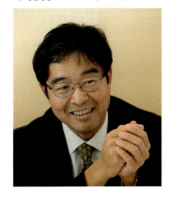

静岡県富士市の出身。高校は、百人一首の強豪校として有名な、静岡県立富士高校卒。高校3年のとき、富士高は甲子園出場している（応援に甲子園に行きました）。
新潟大学医学部では、バスケットボールに明け暮れ、1987年卒業後は浜松医科大学泌尿器科に入局。のちの東大教授になる河邉香月教授に、排尿障害の研究を勧められる。
1993年のローマから2004年のハイデルベルクまで、排尿障害の国際学会、国際禁制学会（ICS）に毎年参加して、研究成果を数多く発表した。
2003年に浜松医大講師を辞して、静岡市の「しお医院」の副院長となり、血液透析と排尿障害を診療の中心にする。2006年に同院の院長に就任。2011年には、同院を「かげやま医院」へ改称。
排尿障害の薬物療法はもちろん、尿失禁や性器脱の治療に対しては、近隣の総合病院にある開放病床を利用して、外科的手術療法も行っている。

排尿障害で患者さんが困っていませんか？
泌尿器科医が教える「尿が頻回・尿が出ない」の正しい診方と、排尿管理のコツ

2016年 9月15日 第1刷発行	著　者	影山慎二
2023年 4月 5日 第3刷発行	発行人	一戸裕子
	発行所	株式会社羊土社
		〒101-0052
		東京都千代田区神田小川町2-5-1
		TEL　03（5282）1211
		FAX　03（5282）1212
		E-mail　eigyo@yodosha.co.jp
		URL　www.yodosha.co.jp/
ⓒ YODOSHA CO., LTD. 2016	装　幀	ペドロ山下
Printed in Japan	印刷所	株式会社加藤文明社
ISBN978-4-7581-1794-4		

本書に掲載する著作物の複製権，上映権，譲渡権，公衆送信権（送信可能化権を含む）は（株）羊土社が保有します．
本書を無断で複製する行為（コピー，スキャン，デジタルデータ化など）は，著作権法上での限られた例外（「私的使用のための複製」など）を除き禁じられています．研究活動，診療を含み業務上使用する目的で上記の行為を行うことは大学，病院，企業などにおける内部的な利用であっても，私的使用には該当せず，違法です．また私的使用のためであっても，代行業者等の第三者に依頼して上記の行為を行うことは違法となります．

JCOPY ＜(社)出版者著作権管理機構 委託出版物＞
本書の無断複写は著作権法上での例外を除き禁じられています．複写される場合は，そのつど事前に，（社）出版者著作権管理機構（TEL 03 3513 6969，FAX 03-3513-6979，e-mail：info@jcopy.or.jp）の許諾を得てください．

乱丁，落丁，印刷の不具合はお取り替えいたします．小社までご連絡ください．

羊土社 ハンディ版ベストセラー厳選入門書

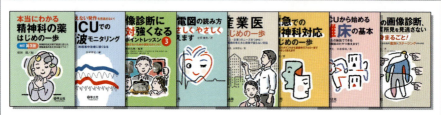

本当にわかる
精神科の薬はじめの一歩 改訂第3版
稲田 健／編
■ 定価 3,850円（本体 3,500円＋税10%）　■ A5判
■ 320頁　■ ISBN 978-4-7581-2401-0

見えない発作を見逃さない！
ICUでの脳波モニタリング
江川悟史／編
■ 定価 4,950円（本体 4,500円＋税10%）　■ A5判
■ 269頁　■ ISBN 978-4-7581-1892-7

**画像診断に絶対強くなる
ワンポイントレッスン3**
扇 和之，堀田昌利／編
■ 定価 4,400円（本体 4,000円＋税10%）　■ A5判
■ 197頁　■ ISBN 978-4-7581-1194-2

**心電図の読み方
やさしくやさしく教えます**
小菅雅美／著
■ 定価 3,960円（本体 3,600円＋税10%）　■ A5判
■ 214頁　■ ISBN 978-4-7581-0765-5

産業医はじめの一歩
川島恵美，山田洋太／著
■ 定価 3,960円（本体 3,600円＋税10%）　■ A5判
■ 207頁　■ ISBN 978-4-7581-1864-4

**救急での精神科対応
はじめの一歩**
北元 健／著
■ 定価 3,960円（本体 3,600円＋税10%）　■ A5判
■ 171頁　■ ISBN 978-4-7581-1858-3

**ICUから始める
離床の基本**
劉 啓文，小倉崇以／著
■ 定価 3,850円（本体 3,500円＋税10%）　■ A5判
■ 224頁　■ ISBN 978-4-7581-1853-8

**癌の画像診断，
重要所見を見逃さない**
堀田昌利／著
■ 定価 4,400円（本体 4,000円＋税10%）　■ A5判
■ 187頁　■ ISBN 978-4-7581-1189-8

スッキリわかる！
臨床統計はじめの一歩 改訂版
能登 洋／著
■ 定価 3,080円（本体 2,800円＋税10%）　■ A5判
■ 229頁　■ ISBN 978-4-7581-1833-0

いびき!?眠気!?
睡眠時無呼吸症を疑ったら
宮崎泰成，秀島雅之／編
■ 定価 4,620円（本体 4,200円＋税10%）　■ A5判
■ 269頁　■ ISBN 978-4-7581-1834-7

**画像診断に絶対強くなる
ツボをおさえる！**
扇 和之，東條慎次郎／著
■ 定価 3,960円（本体 3,600円＋税10%）　■ A5判
■ 159頁　■ ISBN 978-4-7581-1187-4

MRIに強くなるための
原理の基本やさしく，深く教えます
山下康行／著
■ 定価 3,850円（本体 3,500円＋税10%）　■ A5判
■ 166頁　■ ISBN 978-4-7581-1186-7

発行　**羊土社 YODOSHA**
〒101-0052 東京都千代田区神田小川町2-5-1　TEL 03(5282)1211　FAX 03(5282)1212
E-mail：eigyo@yodosha.co.jp
URL：www.yodosha.co.jp

ご注文は最寄りの書店，または小社営業部まで